Aceites Esenciales

para el bienestar emocional

Título original: Emotional Healing with Essential Oils: Relieve Anxiety, Stress, Depression, and Mood Imbalances Naturally
Traducido del inglés por Francesc Prims Terradas
Diseño de portada: Editorial Sirio, S.A.
Diseño de interior: Emma Hall
Maquetación: Toñi F. Castellón

www.editorialsirio.com
sirio@editorialsirio.com

I.S.B.N.: 978-84-19685-05-6
Depósito Legal: MA-1363-2023

Impreso en Imagraf Impresores, S. A.
c/ Nabucco, 14 D - Pol. Alameda
29006 - Málaga

Impreso en España
Puedes seguirnos en Facebook, Twitter, YouTube e Instagram.

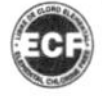

El papel utilizado para la impresión de este libro está **libre de cloro** elemental (ECF) y su procedencia está certificada por una entidad independiente, no gubernamental, que promueve la sostenibilidad de los bosques.
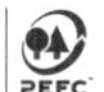

Leslie Moldenauer

Aceites Esenciales

para el bienestar emocional

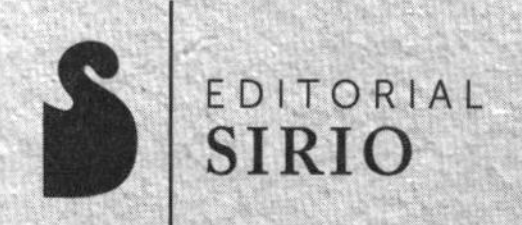

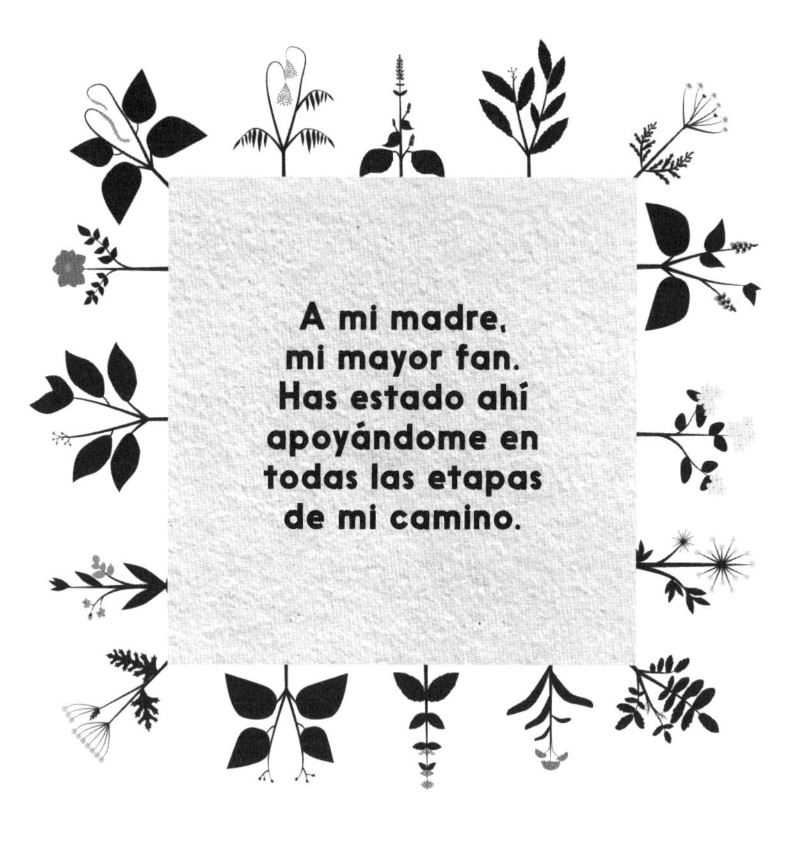

A mi madre,
mi mayor fan.
Has estado ahí
apoyándome en
todas las etapas
de mi camino.

Índice

Introducción

Me topé con los aceites esenciales hace más de una década mientras lidiaba con el sufrimiento asociado a unas pérdidas muy dolorosas: en primer lugar, una pequeña vida que nunca tendría la oportunidad de amar y a la que nunca podría cuidar, y luego, mi padre, unos años más tarde.

Me sumergí en cursos de formación sobre medicina complementaria y alternativa y comencé a darme cuenta de que los aceites esenciales son mucho más que unos aromas deliciosos: son catalizadores de la recuperación. Ahora, como estudiante de por vida y aromaterapeuta entusiasta, busco maneras de crecer a partir de mi pasado y de ayudar a otras personas, como tú, a sanar.

La sanación emocional no es un proceso lineal, y tenemos que ser compasivos con nosotros mismos mientras aprendemos y maduramos. De niños, modelamos nuestras creencias y expectativas sobre la base de las reacciones que tenían los adultos que formaban parte de nuestra vida. Como adultos, estas creencias y expectativas condicionadas constituyen filtros por los que hacemos pasar las percepciones que tenemos de los sucesos de nuestra vida, y ello nos genera angustia. A menudo perdemos de vista el hecho de que no solo somos los creadores de nuestra adversidad, sino también de nuestra liberación. Tenemos este poder.

Cada vez más personas buscan los procedimientos de sanación naturales que ofrecen los aceites esenciales y la aromaterapia. Hace siglos que se emplean los aceites esenciales, en varias formas. Se han extraído para hacer preparados a base de hierbas y para hacer resinas, chicles, ungüentos y pomadas con el fin de tratar dolencias emocionales y físicas.[1]

La mayoría de las personas a las que les entusiasman los aceites esenciales saben que pueden estimular el sistema inmunitario, acelerar la recuperación en procesos víricos e incluso limpiar la casa. Pero pocos saben que los aceites esenciales pueden ayudar a sanar el ámbito emocional. Utilizados de manera adecuada y responsable, constituyen un complemento potente dentro de lo que hacemos, rutinariamente, en favor de nuestro bienestar.

Mi objetivo con este libro es guiarte en tu camino hacia la sanación. Permanece abierto* al potencial que tienen los aceites esenciales de aumentar tu resiliencia frente a los factores estresantes de la vida. Estas esencias te ayudan a tomar conciencia de que la existencia está sucediendo *para* ti; no te está ocurriendo *a* ti. Crear una base sólida para el bienestar significa centrarse en el cuidado personal y el amor a uno mismo, y los aceites esenciales son herramientas fundamentales de las que servirnos en el camino.

---

* N. del T.: Por razones prácticas, se ha utilizado el masculino genérico en la traducción del libro. Dada la cantidad de información y datos que contiene, la prioridad al traducir ha sido que la lectora y el lector la reciban de la manera mas clara y directa posible.

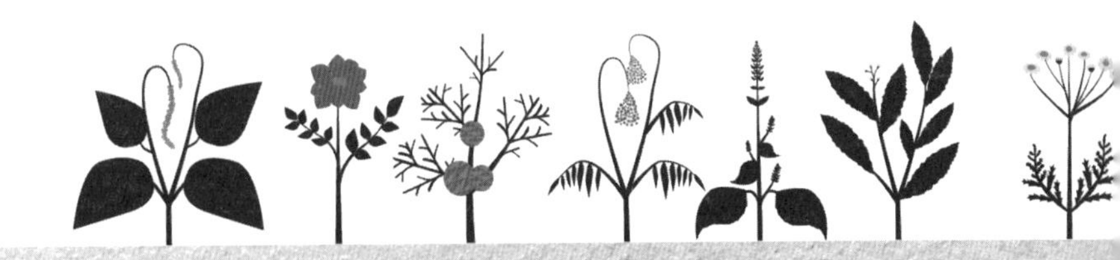

PRIMERA PARTE

Sanación emocional

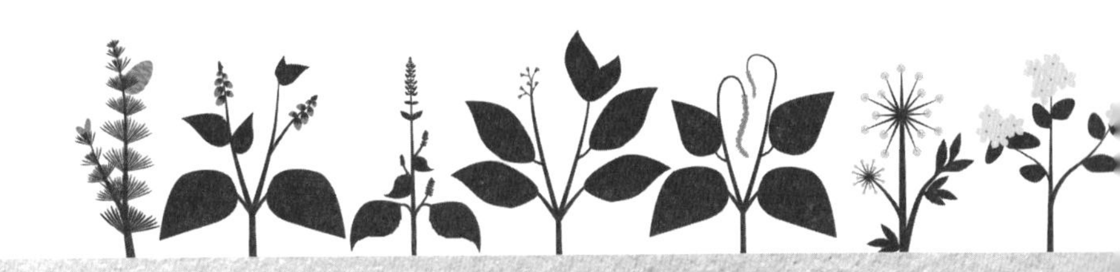

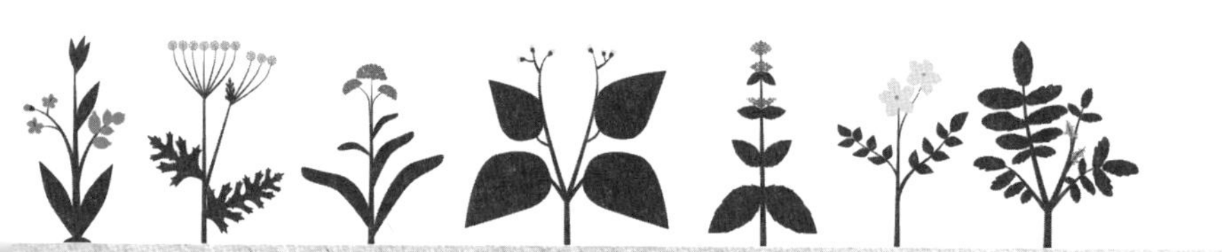

La vida a veces puede ser dura; nos trae dolor, pérdidas, cambios y agitaciones, lo cual nos genera una cantidad de estrés increíble. Se ha constatado que los aceites esenciales son un medio importante para mejorar la salud mental;[1] muchos estudios han mostrado su eficacia. Combinados con un cuidado personal constante, pueden enriquecer nuestra vida e incrementar nuestro bienestar general.[2]

En los próximos capítulos hablaré de la amplitud de nuestro paisaje emocional y de lo que podemos hacer para entrar más en contacto con nuestros sentimientos. También presentaré los que, según mi criterio, son los cincuenta mejores aceites esenciales en lo que respecta al bienestar emocional. Finalmente, proporcionaré cien fórmulas de mezclas en las que se emplean estos aceites. Cada fórmula está vinculada a una necesidad emocional específica y a un determinado resultado.

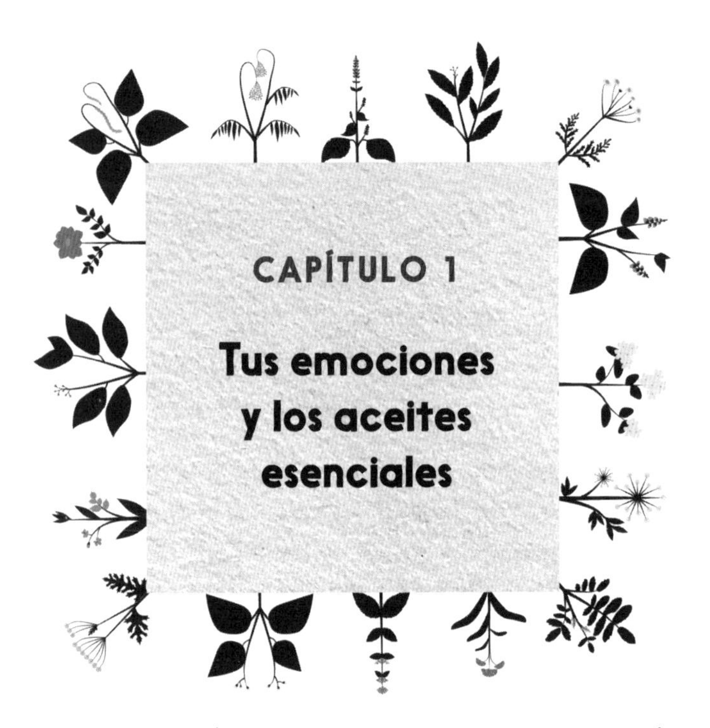

CAPÍTULO 1

Tus emociones y los aceites esenciales

Reprimir o ignorar las emociones no es nunca un comportamiento saludable. Comprenderlas y aprender a trabajar con ellas son medidas esenciales para nuestro crecimiento personal y que aumentan nuestra capacidad de sanar.

Este capítulo presenta maneras de identificar y aceptar las emociones, así como maneras saludables de expresarlas. De este modo, podrás decidir qué aplicaciones de aceites esenciales son las mejores para ti. Este conocimiento te ayudará a encontrar la paz contigo mismo y con tu vida.

Saber lo que estás sintiendo

Hay muchas cosas que pueden alterar nuestra capacidad de lidiar bien con la adversidad: la muerte de un ser querido, la inestabilidad económica, la pérdida del empleo, un divorcio, el traslado a un nuevo hogar, una enfermedad, un accidente... Incluso cambios que creemos que son positivos o deseados pueden verse como estresantes y afectar negativamente a nuestra salud. Sucesos difíciles pueden ocasionar un trauma emocional y fisiológico que dure años. Cuanto antes abordemos ese trauma, antes podremos empezar a sanar y a manejarnos bien de nuevo.

Podemos empezar a comprender nuestros sentimientos escribiendo en un diario, pidiendo ayuda, aquietando la mente y ejerciendo la atención plena.

ESCRIBIR UN DIARIO

Llevar un diario suele ser increíblemente terapéutico. Poner el bolígrafo sobre el papel y dejar que los pensamientos fluyan puede ayudarnos a soltar emociones fuertes y contribuir a que estas tengan menos poder sobre nosotros. También puede ayudarnos a encontrar una solución o a adoptar otra perspectiva sobre una situación.

PEDIR AYUDA

Cultivar una red de apoyo emocional fuerte también puede hacer que resulte más fácil lidiar con sucesos y situaciones difíciles. Hablar con un amigo o un familiar es un magnífico comienzo. Pero ten en cuenta que aunque esta persona solo quiera lo mejor para ti, es posible que no sea capaz de ayudarte a trabajar con tus sentimientos de la manera más apropiada o efectiva, sobre todo si estás lidiando con temas graves, como la depresión. No temas acudir a un profesional cualificado. Muchas organizaciones tienen líneas directas gratuitas que ofrecen servicios anónimos a quienes los necesitan.

AQUIETAR LA MENTE

Cuando soy capaz de pensar mejor es cuando soy capaz de aquietar la mente. Cuando puedo calmar mis pensamientos, estoy más en sintonía con mis emociones. Entonces puedo empezar a ver las cosas con mayor claridad.

Me gusta especialmente la meditación, que empecé a practicar después de que falleciera mi padre. Para muchas personas, entre las que me incluyo, es difícil silenciar la mente por completo.

Prácticas complementarias

Todos sabemos que el cuidado personal es determinante para nuestro bienestar físico, emocional y espiritual. En el nivel elemental, una nutrición adecuada, la hidratación y mucho descanso son los tres elementos fundamentales con los que debemos contar cada día, en mi opinión. Sin esta base no floreceremos, como las semillas que, encontrándose en una tierra baldía, no reciben alimento, agua ni luz solar.

El ejercicio no es esencial para nuestra salud física general solamente; mover el cuerpo también es fundamental para que la energía se mantenga clara y en movimiento, lo cual es determinante para nuestra salud espiritual y emocional. Unas cuantas opciones de terapia de movimiento son la meditación caminando, el yoga, el *chi kung* y el baile rítmico lento e intencionado. Realizar estos ejercicios con intención y atención plena constituye un camino de autodescubrimiento significativo y efectivo.

La fitoterapia también es muy beneficiosa como medida complementaria. A diferencia de los aceites esenciales, que no contienen nutrientes, las hierbas son ricas en nutrientes y pueden favorecer la salud del cuerpo físico y a nuestra alma. La manzanilla, por ejemplo, propicia la calma, como el aceite esencial extraído de esta hierba, pero además contiene una gran cantidad de nutrientes que también pueden ser beneficiosos para el sistema digestivo. Tomar una infusión de manzanilla o añadir esta hierba a las comidas recién cortada es claramente positivo.*

* N. del T.: Las partes de la manzanilla que se pueden comer son las hojas y las flores. Hay que ir con precaución si se es alérgico a la ambrosía, pues podrían presentarse reacciones alérgicas.

La acupresión y la acupuntura son terapias chinas antiguas muy valoradas. Según la medicina china, más de trescientos sesenta y cinco puntos del cuerpo humano están conectados a través de unos «senderos» llamados meridianos. La medicina china llama *qi* o *chi* a lo que nosotros denominamos *energía*. Las molestias o enfermedades corporales dan lugar a un desequilibrio en la energía o *qi*, y tanto la acupresión como la acupuntura restablecen el equilibrio y la fluencia. Enfoques como la Aroma Acupoint Therapy ('terapia de acupuntura aromática'), desarrollada por el aromaterapeuta Peter Holmes a principios de la década de 1990, combinan los aceites esenciales puros y los puntos de acupuntura para conseguir un mejor tratamiento.[1]

La reflexología es similar porque se centra en puntos del cuerpo, especialmente en los pies, las manos y las orejas, pero estos puntos corresponden a órganos más que a meridianos energéticos.

Una de mis técnicas complementarias favoritas para niños y adultos por igual es la técnica de liberación emocional o *tapping*.[2] Se la aplica uno mismo en puntos de los meridianos mientras menciona un recuerdo traumático o un factor estresante para mitigar su poder.

Créeme si te digo que incluso los yoguis de toda la vida tienen pensamientos cuando meditan. Pero con el tiempo y la práctica, la meditación se me ha ido dando mejor.

Empieza por sentarte en una postura cómoda y cierra los ojos. Céntrate en la estabilidad de la respiración mientras inhalas y exhalas uniformemente, despacio y con tranquilidad, sin hacer pausas. Reconoce cualquier pensamiento que aparezca en tu mente y déjalo ir en lugar de abordarlo. Al principio, haz este ejercicio durante un par de minutos al día; a medida que te sientas más capaz, le puedes ir dedicando más tiempo.

A algunas personas les gusta escuchar audios de visualizaciones guiadas o meditaciones en estado de relajación. Salir al aire libre es otra forma magnífica de despejar la cabeza y aquietar la mente; sal a dar un paseo y observa la naturaleza y la vida salvaje. Podrías descubrir que eres capaz de comprender tus emociones con mayor profundidad.

EJERCER LA ATENCIÓN PLENA

La atención plena o mindfulness es una manera muy efectiva de entrenar la mente para que permanezca presente y en calma, según el prestigioso maestro zen Thich Nhat Hanh.[3] Su libro *Hacia la paz interior* me cambió la vida cuando lo leí hace más de una década y volví a acudir a él recientemente, cuando vi que estaba recayendo en viejos patrones de pensamiento excesivo.

La atención plena implica entrenar la mente y el cuerpo a permanecer en el momento presente a través de la respiración y la práctica. Es diferente de la meditación sentada y te permitirá cultivar la felicidad y un sentimiento de gratitud, que son estados mentales en los que podemos empezar a comprender las emociones y comunicarlas.

La tabla que incluyo más adelante proporciona una manera visual de comprender los sentimientos y las emociones y cómo se relacionan entre sí. Te recomiendo que la consultes y la tengas como herramienta de referencia cuando llegues a la tercera parte de este libro.

La salud emocional y física

Existe una conexión significativa entre la salud física y la salud mental. La Organización Mundial de la Salud define la salud como «un estado de completo bienestar físico, mental y social, y no solamente la ausencia de afecciones o enfermedades».[4] Conseguir este estado requiere enfocarse en todos los aspectos de la vida: el físico, el mental, el social y el espiritual. Si no se presta atención a cualquiera de estos aspectos, los demás ámbitos se resentirán, sin ninguna duda.

Una salud mental deficiente puede afectar, y afecta, a nuestra capacidad de tomar las mejores decisiones para nuestra salud física general. También hace más probable que el sistema inmunitario esté debilitado, lo cual abre la puerta a las afecciones y enfermedades.[5]

Todos nosotros tenemos que dedicar tiempo al cuidado personal. El *aceite corporal para ablandar el corazón* (página 123) te ayudará a prepararte para recibir este regalo. Si permanecemos fieles a nosotros mismos y hacemos caso a lo que sentimos en el corazón, nos será más fácil derramar nuestra luz en el mundo. Los aceites esenciales y la aromaterapia relajan la mente, levantan el ánimo y nos recuerdan que seamos amables con nosotros mismos. La sabiduría de la naturaleza nos ayuda a comprendernos mejor.

Tabla de sentimientos y emociones

ENOJADO	TEMEROSO	INSENSIBILIZADO
Frustrado	Ansioso	Retraído
Avergonzado	Inseguro	Desmotivado
Celoso	Amedrentado	Confundido
Amargado	En pánico	Desconectado
Decepcionado	Vulnerable	Distante
Resentido	Aprensivo	Vacío
Humillado	Indefenso	Indeciso
Molesto	Aterrorizado	Perdido
Furioso	Nervioso	Abrumado
Sobrepasado	Azorado	Aburrido

TRISTE	AVERGONZADO
Deprimido	Abochornado
Desesperanzado	Culpable
Apenado	Rechazado
Herido	Ridiculizado
Solo	Indigno
Angustiado	Humillado
Vacío	Mortificado
Melancólico	Desacreditado
Afligido	Deshonrado
Apesadumbrado	Insignificante

Herramientas y recipientes

Si estás familiarizado en alguna medida con los aceites esenciales y la aromaterapia, es posible que ya tengas un armario con herramientas y utensilios para hacer las mezclas que recomiendo. De lo contrario, los elementos siguientes pueden ayudarte a comenzar:

Difusores

Tener al menos un buen difusor es obligatorio en aromaterapia. Por motivos de seguridad, recomiendo comprar un difusor ultrasónico con un temporizador de apagado automático para evitar la sobreexposición. Asegúrate de leer las instrucciones antes de utilizarlo por primera vez.

Inhaladores de aromaterapia

Los inhaladores de aromaterapia son muy económicos y discretos, y se pueden llevar encima. Pon uno en tu bolsillo, bolso, mochila o maletín para usarlo cuando lo necesites.

Recipientes de almacenamiento

Los aceites esenciales pueden degradarse con la luz, el aire y las temperaturas cálidas. Para evitar esta degradación, compra botellas de vidrio, no de plástico, y de color oscuro (ámbar, azul cobalto o verde oscuro, por ejemplo) en lugar de botellas transparentes o traslúcidas.

Las botellas de 60 y 120 mililitros con un tapón simple y una parte superior con rociador son geniales para tener a mano para las creaciones de mayor volumen. Reutiliza los frascos siempre que sea posible. Lávalos con agua caliente y jabón y después en el lavavajillas (si tienes) poniéndolos en la cesta superior.

Deberás tener a mano botellas de vidrio oscuro de 5 mililitros y botellas *roll-on** de vidrio ámbar o de cobalto de 10 mililitros para las mezclas que recomiendo en el libro. Si hay alguna que

* N. del T.: En las botellas *roll-on*, la aplicación se realiza por medio de una bola giratoria presente en la parte superior que se empapa del producto.

te encante, puedes hacer una mayor cantidad para guardarla y usarla más adelante.

Las botellas *roll-on* son ideales para aplicaciones rápidas y sobre la marcha. Prefiero las bolas aplicadoras de acero inoxidable a las de plástico.

Tazas medidoras y cuencos para mezclar

Los aceites esenciales degradan el plástico. Cuando compres cuencos para mezclar y tazas medidoras, procura que sean de vidrio o acero inoxidable. Para mezclar fácilmente volúmenes más grandes, asegúrate de tener al menos un par de cilindros graduados de vidrio o vasos de precipitado de vidrio para medir en mililitros.

Pipetas

Las pipetas se utilizan en laboratorios científicos para medir líquidos. Las pipetas de plástico económicas y de un solo uso son indispensables en tu kit de mezclas. Si alguna vez has inclinado suavemente tu botella para que cayesen una gota o dos y salieron varias gotas, apreciarás estas herramientas tan prácticas.

* Compra también guantes de nitrilo para evitar la exposición a aceites esenciales no diluidos.

El papel de los aceites esenciales

Los aceites esenciales se obtienen de muchas partes de las plantas (hojas, tallos, flores, corteza y raíces), habitualmente a través de la destilación al vapor.

La destilación al vapor consiste en hacer pasar vapor a través de la materia vegetal, lo que provoca que los sacos de aceite se abran y liberen su contenido, en forma de vapor (una mezcla de aceite y vapor). Cuando este vapor se enfría, los aceites se separan del agua. Los aceites esenciales son la verdadera esencia de la planta y son extractos muy concentrados, lo cual hace que sean poderosos y efectivos, y que merezcan nuestro respeto. En lo que se refiere a los aceites esenciales, menos es más, definitivamente.

El aroma de los aceites esenciales puede traer recuerdos vívidos del pasado y suscitar respuestas viscerales en el cuerpo que estimulen la sanación. Numerosos estudios científicos respaldan la eficacia de los aceites esenciales en el sistema límbico del cerebro para reducir el estrés y contribuir a combatir la ansiedad, la depresión, el insomnio, la aflicción, el trastorno afectivo estacional (TAE), el trastorno de estrés postraumático (TEPT) y mucho más.[6]

¿Te has preguntado alguna vez por qué ciertos olores tienen la capacidad de suscitar recuerdos y sensaciones físicas de una manera tan clara? Estos vínculos entre olores y recuerdos son conocidos como el *fenómeno de Proust*, en honor al escritor francés Marcel Proust, quien idealizó los recuerdos que le evocaba el olor de su magdalena empapada en té en su novela *En busca del tiempo perdido*.[7]

En un estudio de la Universidad de Utrecht publicado en 2011 quedó patente que cuando las personas eran expuestas a un olor y al recuerdo de un suceso importante en su vida al mismo tiempo, el recuerdo pasaba a ser más vívido.[8] Esta investigación nos muestra que los aceites esenciales pueden tener, y tienen, un efecto intenso y global en nuestro cuerpo y nuestra mente. Nos ayudan a hacernos conscientes de viejos recuerdos para que podamos abordarlos y crear otros nuevos que nos aporten serenidad espiritual. Hacen que anhelemos su energía reparadora una y otra vez y que conectemos más profundamente con nosotros mismos.

Tenemos la capacidad de oler gracias a cien millones de neuronas receptoras olfativas ubicadas en dos pequeñas placas de tejido que se encuentran en la parte superior de las fosas nasales.[9] Estas placas se llaman *cilios olfatorios* y envían mensajes a lo largo de estas neuronas hasta los bulbos olfatorios del cerebro y después, directamente, al sistema límbico. El sistema límbico también se conoce como el *centro emocional** e incluye partes del cerebro que están vinculadas a la memoria, la concentración, el miedo, la ansiedad, el dolor, el placer, etc.[10] Si las señales olfativas procedentes de los aceites esenciales van directamente al sistema límbico, por lógica inhalarlos ha de tener un impacto en nuestras emociones.

Cuando comenzamos a usar los aceites después de mezclarlos hábilmente para obtener los componentes químicos deseados, no tardamos en advertir que pueden deshacer la melancolía, calmar los miedos, centrarnos, mejorar nuestro estado de ánimo y generar una sensación general de calma. En pocas palabras: los aceites esenciales favorecen y potencian nuestro bienestar.

Los aceites esenciales tienen la capacidad elemental y natural de ayudar al cuerpo a hacer algo que es capaz de hacer muy bien: sanar. Cuando trabajamos para abordar la causa fundamental de lo que nos aqueja a la vez que utilizamos los aceites esenciales, los beneficios son poco menos que milagrosos.

Trabajar desde la prevención siempre es deseable, pero es mejor que trabajes con un profesional de la salud si tienes, o sospechas que tienes, un problema mental o físico de cierta importancia. Dile todo lo que haces para cuidar de tu salud, incluido tu uso de los aceites esenciales, para que pueda ocuparse de tu caso de la mejor manera.

El número de personas a las que se les recetan medicamentos para la ansiedad y la depresión ha llegado a ser asombroso, por lo

* N. del T.: De hecho, más común parece ser, en castellano, la denominación cerebro emocional para hacer referencia al sistema límbico.

que es más importante que nunca saber que los aceites esenciales pueden constituir un recurso complementario de cuidado de la salud muy significativo y eficaz. Las medicinas oriental y occidental no tienen por qué excluirse entre sí, sino que pueden entrelazarse y trabajar juntas por el bien común.

El uso de aceites esenciales para la salud emocional

Sabemos que el sistema límbico del cerebro es nuestro centro emocional, y que los aceites esenciales son efectivos para apoyar y promover el bienestar emocional. Veamos ahora algunas formas en que se recomienda utilizar los aceites esenciales.

DIFUSORES

El difusor tradicional es uno de los recursos más populares empleados en el campo de la aromaterapia. Se considera que el hecho de pulverizar los aceites esenciales desde estos aparatos da lugar a una inhalación pasiva y puede beneficiar el bienestar emocional al reducir el estrés, mejorar el estado de ánimo o ayudar a tener una noche de sueño reparador.

Están a la venta difusores de muchos tipos, con muchas formas y de muchos tamaños. Yo prefiero los difusores que tienen un temporizador, por razones de seguridad. Pon agua destilada y tu aceite o mezcla de aceites en el difusor, según las instrucciones del fabricante. El número de gotas dependerá del tamaño del espacio. Debido a la fuerza de los aceites esenciales y a la velocidad a la que operan, es preferible la difusión por períodos breves a las difusiones de horas de duración. Según Robert Tisserand, investigador de los aceites esenciales, entre treinta y sesenta minutos de difusión es una cantidad de tiempo ideal para un adulto saludable.[11] Para los niños recomiendo exposiciones más cortas, de entre diez y quince minutos. Deja pasar un tiempo después de que el temporizador apague la unidad antes de volver a encenderla, para evitar la sobreexposición.

Limpia bien la unidad entre usos para evitar que se esparza aceite viejo y oxidado.

INHALADORES DE AROMATERAPIA

Hay inhaladores de aromaterapia de plástico y otros que combinan vidrio y metal. Presentan muchos beneficios sobre los difusores. Son solo para quien los utiliza, mientras que el difusor expone al aroma a todos los que están en el lugar. Además, los inhaladores son discretos y se pueden llevar encima, por lo que podemos llevarlos con nosotros dondequiera que vayamos. Si te abruman los espacios públicos, los inhaladores te serán muy útiles.

Como instrucción de uso, pon los aceites esenciales en la mecha de algodón que hay dentro de la unidad. El inhalador de aromaterapia durará tres meses o más. Tápalo muy bien cuando no lo utilices.

JOYERÍA DE AROMATERAPIA

La joyería de aromaterapia está ganando popularidad como forma de difusión pasiva. Se pueden encontrar collares con colgantes y pulseras de cuentas de lava de muchos estilos y tamaños. Aplica el aceite esencial a tus joyas con una toalla de papel y deja que se empapen bien antes de ponértelas, para evitar que caiga aceite esencial sin diluir sobre tu piel.

MASAJES CON AROMATERAPIA

No desestimes los beneficios de los masajes con aromaterapia para el bienestar emocional. Según Tiffany Field, directora del Touch Research Institute ('instituto de investigación del tacto') de la Facultad de Medicina Miller de la Universidad de Miami, «el masaje terapéutico puede mejorar la salud emocional de una persona al reducir el estrés y las [hormonas] del estrés, al aumentar la serotonina y, por lo tanto, reducir la depresión y el dolor».[12] Cuando un masoterapeuta usa aceites esenciales diluidos en el aceite de masaje, el cliente también inhala el aroma, por lo que el aceite esencial cumple

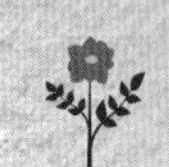

Aceites portadores

Es importante que cuentes con una pequeña selección de aceites portadores de alta calidad en el lugar en el que vayas a hacer las mezclas. Los aceites portadores son aceites vegetales extraídos por prensado de los frutos y semillas de las plantas, y son necesarios para diluir los aceites esenciales antes de aplicarlos en la piel; de hecho, la denominación *aceite portador* deriva de su capacidad de *portar* (llevar) aceites a la piel.[13] Los aceites portadores de origen vegetal también son muy nutritivos para la piel. Al igual que las hierbas, son ricos en nutrientes y beneficiosos para el bienestar emocional. A la hora de comprarlos, busca las variedades prensadas en frío cuando sea posible.
Mis tres recomendaciones principales son las siguientes:

Aceite de semilla de uva (*Vitis vinifera*). Entre verde pálido e incoloro, el aceite de semilla de uva es una de las opciones más populares porque se absorbe fácilmente en la piel sin obstruir los poros. Este aceite es casi inodoro, por lo que no se impondrá a tus sentidos ni a tus mezclas. Es un tensor y tónico excelente para el cuidado de la piel.

Aceite de onagra (*Oenothera biennis*). Según la experta en cuidado de la piel y aceites esenciales Susan M. Parker, el aceite de onagra es lo suficientemente rico en ácido gammalinolénico como para contrarrestar las carencias hormonales y contribuir al equilibrio hormonal.[14] Este aceite se absorbe fácilmente cuando se usa en pequeñas cantidades y se mezcla con otros aceites portadores. Es el ejemplo perfecto de un aceite portador que es beneficioso tanto para la salud física como para la salud emocional.

Aceite de jojoba (*Simmondsia chinensis*). La jojoba, que técnicamente es una cera, es emoliente y, por lo tanto, excelente para la piel. Este aceite proporciona una película ligera que retiene la humedad, sin ser graso. También protege el manto ácido de la piel, con lo que contribuye a evitar que esta sufra desequilibrios.

por partida doble la función de relajar y restablecer el cuerpo, la mente y el alma.

BAÑOS CON AROMATERAPIA

Los baños con aromaterapia son una de mis maneras favoritas de relajarme al final de un día ajetreado. Para tu seguridad, es importante que añadas el aceite esencial a una pequeña cantidad de aceite portador o a una pequeña cantidad de champú o de jabón líquido para hacer burbujas inodoros antes de incorporarlo al agua del baño. No seguir las precauciones en cuanto a la seguridad podría causar fácilmente irritación y quemaduras en la piel.

En el capítulo seis encontrarás fórmulas en las que se utilizan estos populares sistemas de aromaterapia.

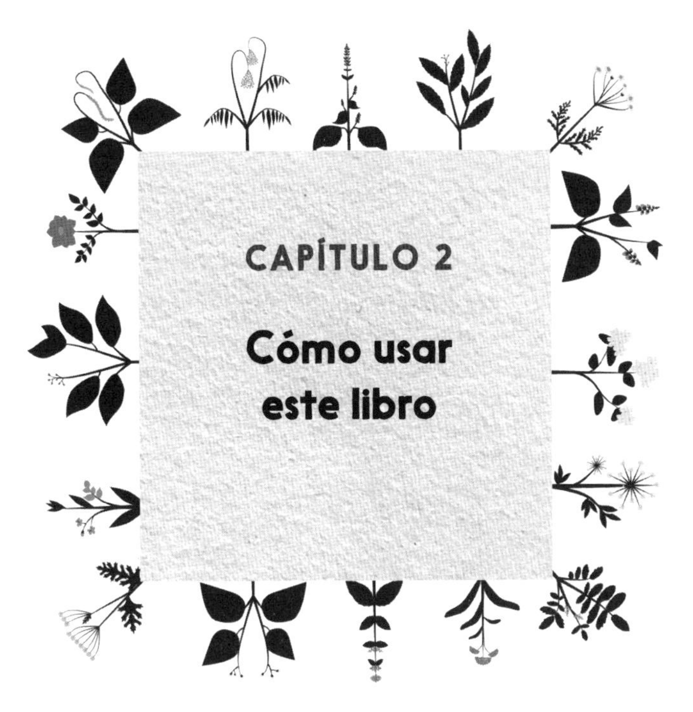

CAPÍTULO 2

Cómo usar este libro

Este libro contiene mucha información, y en este capítulo te orientaré sobre lo que puedes esperar para que seas capaz de sacarle el máximo partido. Repasaremos lo que ya se ha expuesto y echaremos un vistazo a lo que sigue. Presentaré una visión general de la materia que se trata en los capítulos posteriores, como mis mejores cincuenta aceites esenciales destinados a proporcionar sanación emocional, con el uso seguro como prioridad máxima, y mis cien fórmulas de mezclas para el bienestar, que abarcan mucho, desde las sinergias para la ansiedad (*inhalador de aromaterapia para dejar de pensar en exceso*, en la página 117) hasta remedios para el estrés (*mezcla para difusor para calmar los nervios*, página 146) y mezclas específicas para los niños.

Apoyo para el bienestar emocional

El uso apropiado de este libro te ayudará a incorporar los aceites esenciales a tu rutina diaria con el fin de fomentar tu bienestar emocional. Una magnífica manera de empezar es leer los abundantes consejos que se ofrecen en el capítulo uno y comenzar a integrarlos. Dedica tiempo a estos conceptos y herramientas para sacar el máximo partido al uso de los aceites esenciales.

Los aceites esenciales contribuyen a la salud como medida complementaria y pueden ser increíblemente beneficiosos para todo el mundo. Ahora bien, sabemos lo difícil que puede ser la vida, pero no podemos esperar que los aceites esenciales hagan todo el trabajo por nosotros. Es importante que examinemos con detenimiento cuál es nuestro estado físico y mental actual antes de empezar a dar pasos adelante.

Escribir en un diario, la meditación, mover el cuerpo y aplicar la atención plena a todo lo que hacemos nos permite alcanzar un nivel de comprensión más profundo que hace que seamos más capaces de comunicarnos con los demás. Es esencial contar con un círculo social consistente para el proceso de sanación. No olvides pedir ayuda siempre que lo necesites. A veces, un profesional puede ayudarnos a trabajar con nuestros sentimientos.

Será muy positivo que seamos compasivos y amables con nosotros mismos cada día al empezar a utilizar las mezclas de aceites esenciales. Asegúrate de prestar atención a lo que surja a medida que vayas haciendo el trabajo.

Perfiles de aceites esenciales

En la segunda parte del libro encontrarás cincuenta perfiles de aceites esenciales que pueden usarse por el bien de la salud emocional. Encontrarás el nombre común y en latín de cada aceite, una descripción breve, precauciones y consejos de seguridad cuando sea necesario, usos habituales, formas de aplicación populares y propiedades sanadoras.

Asegúrate de prestar mucha atención a las precauciones. Es posible que debas evitar algún aceite esencial en concreto si estás tomando medicación o si tienes determinados problemas de salud.

También hay mezclas que no son apropiadas para los niños o durante el embarazo. Asegúrate de leer toda la información relativa a la seguridad.

Antes de empezar a hacer las mezclas, te recomiendo que estudies los aceites individuales para aprender todo lo que puedas sobre ellos, que tomes en consideración tus preferencias y que veas qué impactos tienen en la salud emocional. Recuerda que los aceites esenciales no afectan a todo el mundo de la misma manera.

Aplicaciones y remedios

En la tercera parte del libro (página 100) encontrarás cien fórmulas de mezclas para el bienestar, organizadas según el problema de salud o la emoción y el resultado deseado. Encontrarás fácilmente estos remedios en el índice temático (página 243); también puedes buscar un problema de salud en particular en el índice de dolencias (página 239).

En cada remedio se incluye un título descriptivo, el procedimiento de aplicación preferible, indicaciones relativas a la edad, cualquier precaución o contraindicación que afecte a cualquiera de los aceites de la mezcla, el motivo por el que se eligieron esos aceites, los ingredientes de la mezcla e instrucciones específicas para hacer la mezcla cuando es pertinente.

Elaborar las mezclas es un arte y, como ocurre con todo en la vida, mejoramos a través de la práctica y la intención. Tu olfato te ayudará a orientarte, así que asegúrate de practicar tus evaluaciones organolépticas con la mayor frecuencia posible. Los aromaterapeutas o perfumistas experimentados pueden saber cómo olerá una mezcla sinérgica y qué sentimientos evocará antes de poner las gotas en la botella. Clasifican los aceites esenciales según su nota, que puede ser alta, media o baja, y hacen las mezclas teniendo en cuenta estas categorías. Pero no te sientas intimidado; en el capítulo cinco se tratarán los principios de la mezcla de aceites esenciales y se proporcionarán instrucciones detalladas sobre las notas. Cuando hayas terminado de leer el libro serás capaz de hacer las mezclas de los remedios con facilidad y podrás empezar a crear tus propias mezclas.

Es probable que te encuentres con que algunas de las fórmulas te atraen más que otras. Es de esperar que esto sea así. Todos conectamos con las fragancias de maneras diferentes. Tendrás que encontrar qué es lo que funciona mejor en tu caso.

Para ayudarte a sacar el máximo partido de este libro he incluido dos herramientas singulares y potentes: la *tabla de estados emocionales y vinculados a emociones* y la *tabla de aceites esenciales*.

La tabla de estados emocionales y vinculados a emociones (página 213) contiene una extensa lista de estados relacionados con los beneficios en el bienestar emocional que puedas perseguir con el uso de los aceites esenciales, correlacionados con mezclas específicas. Utiliza esta tabla como herramienta para encontrar mezclas que puedan ayudarte a pasar por los momentos más turbulentos de la vida, de tal manera que puedas comenzar a sanar. Puedes acudir a esta tabla para determinar qué necesitas en función de tu estado emocional actual y el resultado que quieres obtener.

La tabla de aceites esenciales (página 219) contiene los cincuenta aceites esenciales incluidos en este libro y las emociones negativas que pueden contribuir a abordar. Esta tabla también incluye el resultado que se pretende con el uso del aceite o la mezcla de aceites. Utilízala para ver cómo están entrelazados y conectados tus sentimientos y emociones y para elegir los aceites esenciales que te convengan.

Espero que estas herramientas, entre otras, y esta guía fácil de seguir incrementen tu conocimiento sobre los aceites esenciales y te lleven a emprender tu camino hacia la vitalidad y el bienestar verdaderos.

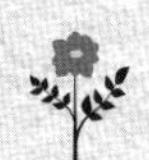

La evaluación organoléptica

La evaluación organoléptica es una excelente manera de familiarizarse con los aceites individuales. El término *organoléptico* se refiere al uso de los cinco sentidos para analizar los aceites esenciales, pero aquí nos interesa más el aroma y cómo nos hace sentir.

Asegúrate de que el lugar en el que te encuentras sea tranquilo y de que estés a gusto en él. Pon una gota de aceite en una tira secante para perfumes. Cierra los ojos y agita la tira varias veces debajo de tu nariz, a unos 15 centímetros de distancia. ¿Qué piensas? ¿Cómo te hace sentir este olor? Observa tu cuerpo. No emitas juicios; solo observa. Vuelve a tomar la tira secante unas horas más tarde y percibe cómo te sientes entonces. El aroma puede haber cambiado un poco. ¿Qué tal al día siguiente? Te invito a llevar un registro de tus hallazgos. Podrás identificar tus aceites favoritos en poco tiempo.

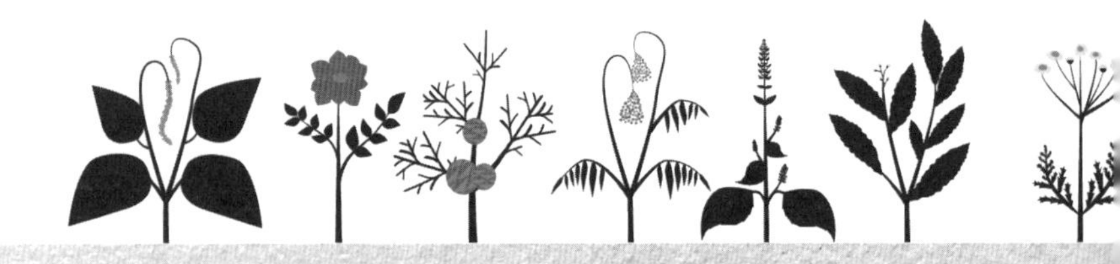

SEGUNDA PARTE

Aceites esenciales para el trabajo emocional

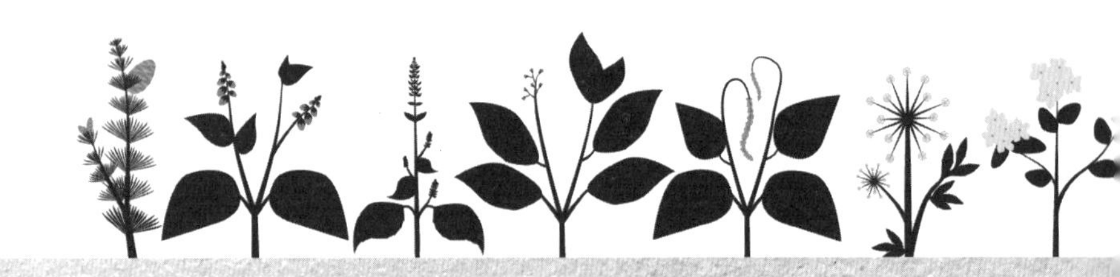

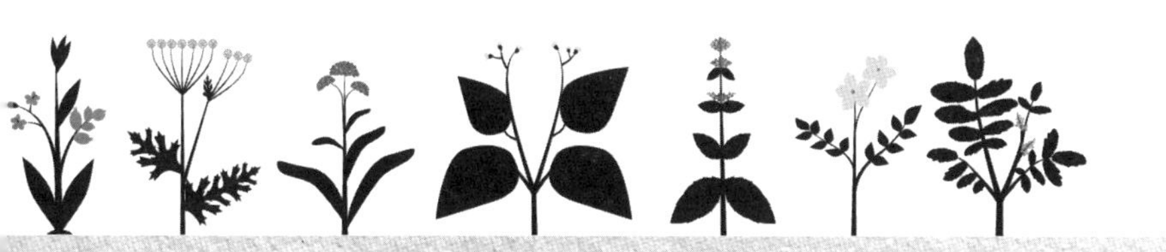

El aroma de los aceites esenciales, o su esencia expansiva, es eficaz para la sanación emocional. Voy a presentar mis cincuenta aceites preferidos para trabajar con el ámbito emocional. Recuerda que cada aceite esencial puede afectar a las personas de maneras diferentes, pero entre los que se incluyen en este libro puedes estar seguro de que encontrarás muchos que serán tus favoritos que te beneficiarán a ti y favorecerán tu sanación. Pero antes de empezar a explorar las propiedades regeneradoras de cada aceite trataremos el tema de las medidas de seguridad. Al seguir unas pautas de seguridad básicas reducirás de manera notable cualquier riesgo potencial y utilizarás los aceites esenciales de una manera mucho más efectiva.

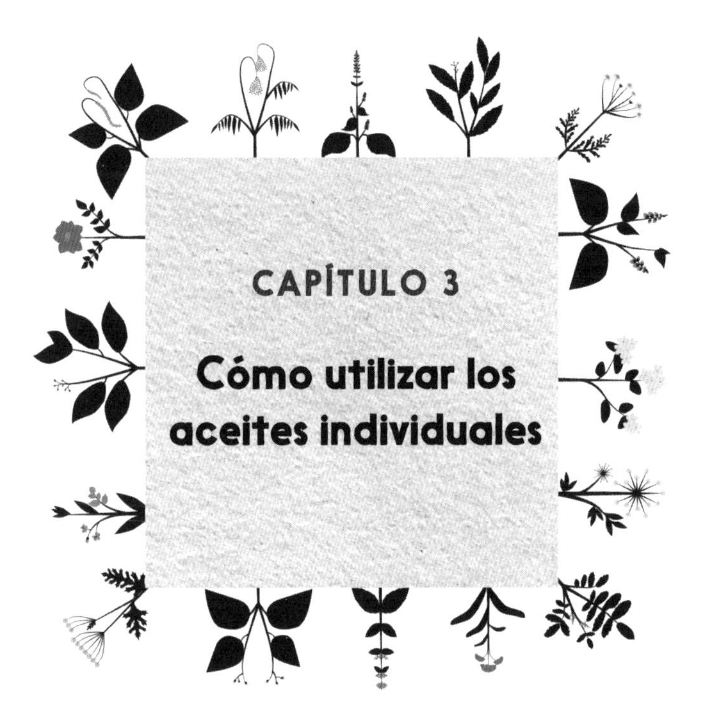

CAPÍTULO 3

Cómo utilizar los aceites individuales

Al principio, todo el tema de los aceites esenciales puede parecer abrumador. Este capítulo te proporcionará unas pautas generales e información sobre cuestiones de seguridad fundamentales para que puedas empezar a recorrer tu camino. ¿Cuáles son los pros y los contras de usar un solo aceite esencial frente a utilizar una mezcla de aceites? ¿Cómo podemos aplicar los aceites esenciales en la piel sin peligro? ¿Cuándo hay que diluirlos y cuáles son las reglas básicas? Aquí vas a encontrar la respuesta a estas preguntas y otras, además de una tabla de diluciones a la que acudir como referencia. También se ofrecerán procedimientos adicionales para utilizar los aceites esenciales de manera segura con el fin de evitar el riesgo de padecer daños o efectos adversos.

Los aceites individuales frente a las mezclas

Antes de mezclar los aceites esenciales, es importante conocer cada uno de ellos para saber qué beneficios terapéuticos proporcionan y cuáles son los riesgos en cuanto a la seguridad.

Identificar la causa de una reacción es mucho más difícil una vez que los aceites están mezclados; por eso es importante conocer sus características individuales y cómo nos afectan. Puedes experimentar una erupción provocada por un aceite en particular cuando lo aplicas por vía tópica o descubrir que un aceite es demasiado potente y te hace sentir un poco mal, aunque este tipo de reacciones son raras cuando el aceite se diluye adecuadamente. O puedes descubrir que un aceite esencial destinado a ser calmante tiene un efecto energizante en ti. Es posible que te des cuenta de que los aceites florales no son de tu agrado pero sí lo son los aceites procedentes de árboles. Incluso hoy, casi veinte años después de oler por primera vez el aceite de lavanda, sigo acudiendo a aceites individuales cuando necesito un apoyo emocional inmediato (por ejemplo, cuando experimento ansiedad situacional).

Si tienes un poco más de experiencia con los aceites esenciales y te has aventurado en el terreno de las revistas y los trabajos de investigación publicados, sin duda te has encontrado con que los estudios disponibles suelen estar centrados en un solo aceite o en un solo componente de un aceite. Los análisis rara vez están centrados en una mezcla de aceites, pero cuando empieces a hacer mezclas en casa, te volverás adicto al proceso y a sus efectos energéticos.

¿Por qué, en el campo de la aromaterapia, tendemos a mezclar los aceites esenciales en lugar de utilizarlos solos? Para crear sinergias. En su libro *Aromatherapeutic Blending: Essential Oils in Synergy* [Mezclas aromaterapéuticas: los aceites esenciales en sinergia], Jennifer Peace Rhind explica que la sinergia es «el fenómeno de que el efecto del conjunto es mayor que la suma de sus partes integrantes».[1]

Advertencias de seguridad

En lo que a los aceites esenciales se refiere, nada me parece más importante que la seguridad. Abogo por los métodos de sanación naturales cuando es posible, y aunque los aceites esenciales están asociados a algunos riesgos, estos son sustancialmente menores cuando se siguen las pautas relativas a la seguridad. Es importante saber que hay algunos aceites, como el de bergamota, que son fotosensibles o fototóxicos incluso cuando están mezclados con otros aceites. Aunque es raro que ocurra si la mezcla se hace bien, ciertos aceites esenciales usados por vía tópica pueden causar daños en la piel si la persona se expone al sol y a la luz ultravioleta, incluso en camas de bronceado. Los síntomas pueden ir desde ampollas hasta quemaduras solares.

Embarazo

Los aceites esenciales deberían usarse con precaución porque se ha descubierto que pequeñas cantidades de componentes de estos aceites llegan a la placenta.[2] Si se considera que te encuentras en un riesgo elevado durante el embarazo, evita utilizar aceites esenciales el primer trimestre. Puedes introducirlos durante los trimestres segundo y tercero y emplearlos solo cuando los necesites; por ejemplo, para las náuseas matutinas y para mitigar el estrés. Reduce los periodos de difusión a lapsos de entre diez y quince minutos, que es la misma duración que recomiendo para los niños pequeños. Diluye siempre los aceites esenciales y nunca los tomes por vía oral durante el embarazo.

Bebés

Como medida de precaución general, los expertos están de acuerdo en que se evite el uso de aceites esenciales en bebés que tengan menos de tres o cuatro meses, debido, sobre todo, a la gran permeabilidad de su piel.[3] Hay que tener esta misma precaución con los ancianos. Esta regla básica no implica que puedan usarse los aceites esenciales sin restricciones desde el momento en que el bebé cumpla los cuatro meses; recomiendo ser precavidos durante el primer año de vida del niño o la niña. Y conviene introducir los aceites uno por uno.[4] Asegúrate también, por favor, de seguir mis recomendaciones en cuanto a la dilución. Y no le des al niño aceites de consumo oral.

Inmunodepresión

Si tu sistema inmunitario está debilitado, sé precavido en el uso de los aceites esenciales. Te recomiendo que hables con tu profesional de la salud si quieres utilizar la aromaterapia como tratamiento complementario.

Dicho esto, es posible poner *demasiados* aceites en una mezcla. Si ponemos más de cinco, nos dirán que nos hemos pasado.

La cantidad de aceites depende del objetivo que se quiera conseguir. Si quieres elaborar una mezcla terapéutica que, además, huela bien (para aplicártela a modo de perfume, por ejemplo), entre tres y cinco aceites es una cantidad ideal. Si el objetivo final es terapéutico, puedes mezclar más de cinco tranquilamente. No hay una cantidad establecida, pero a mí no me gusta mezclar muchos, para que todas mis mezclas tengan un olor fantástico. Un solo aceite esencial contiene setenta y cinco componentes químicos en promedio, y creo que utilizar cantidades más pequeñas de aceites individuales en sinergia es lo mejor para la finalidad terapéutica.

Por último, recuerda que tu intención a la hora de realizar la mezcla es importante. Limpia tu espacio y tu mente mientras la elaboras, para que toda tu energía positiva impregne el contenido que vas a embotellar. Mezcla con amor y reverencia, mostrando respeto por los aromas que te ayudarán hoy y en los días venideros.

Puro o diluido

El tema del uso de aceites esenciales «puros» o sin diluir en la piel no deja de merecer atención, y hay tanto quienes defienden esta opción como quienes defienden que deben aplicarse diluidos. Una de las primeras cosas que aprende un estudiante de aromaterapia en cuanto a la seguridad es que es importante diluir los aceites esenciales en un aceite portador vegetal, por múltiples razones. Un experto puede optar por usar un aceite puro en caso de emergencia, pero no enseñará este método a un alumno o a un entusiasta de los aceites esenciales que estén empezando a estudiarlos debido a los riesgos inherentes.

La primera razón por la que diluir los aceites esenciales antes de aplicarlos en la piel es la propia seguridad. Todos y cada uno de los aceites esenciales disponibles en el mercado pueden provocar una reacción adversa en la piel si se usan sin diluir. Incluso los más suaves y nutritivos para la piel pueden tener este efecto. Por ejemplo, si bien la lavanda es menos irritante para la piel que otros aceites esenciales, puede provocar irritación de todas maneras.

La irritación cutánea es un resultado del contacto directo y se produce en el lugar en el que se aplicó el aceite. La posibilidad de que la piel se irrite se reduce cuando diluimos los aceites esenciales de forma apropiada, pero sigue estando presente. La mayoría de las personas experimentan una reacción relativamente leve, como enrojecimiento de la piel, picazón o ardor, mientras que otras pueden sufrir reacciones más importantes, como ampollas o quemaduras químicas dolorosas.

Una reacción más grave llamada *sensibilización* tiene una etiología más sistémica y es comparable a una reacción alérgica a una picadura de abeja o a un alimento específico.[5] La sensibilización puede comenzar como una reacción localizada en el lugar en el que se aplicó el aceite o la mezcla de aceites, que se extiende rápidamente a otras partes del cuerpo. La piel se enrojece y aparecen manchas en ella, se padece urticaria y puede inflamarse la garganta, como ocurriría con cualquier reacción alérgica grave. Busca atención médica de inmediato si sufres alguna de estas reacciones y lleva el aceite o los aceites que te has aplicado al centro médico. En principio es muy poco probable que se produzca la sensibilización, pero el riesgo aumenta si los aceites esenciales se usan incorrectamente.

Cuando abusamos de los aceites esenciales al usarlos de forma inapropiada o en exceso, el riesgo potencial de que se produzcan efectos adversos aumenta. Y, al contrario, cuando usamos los aceites esenciales pensando en la seguridad, el riesgo se reduce. Nunca insistiré lo suficiente en lo importante que es tomar precauciones y utilizar los aceites esenciales de manera segura.

La segunda razón por la que diluir los aceites esenciales en un aceite portador vegetal para uso tópico es que están constituidos por compuestos orgánicos volátiles. El diccionario de Merriam-Webster define *volátil* como «fácilmente vaporizable a una temperatura relativamente baja».[6] Esto implica, en nuestro caso, que los aceites esenciales puros que se evaporan con rapidez no permanecen en la piel el tiempo suficiente para tener el efecto deseado. Los aceites portadores vegetales básicamente sujetan el aceite esencial, por lo que ralentizan la evaporación y permiten que la absorción tenga lugar durante más tiempo. (Esto es similar a la forma en que un medicamento de liberación retardada está recubierto con una sustancia que evita que se disuelva de inmediato).

Finalmente, otra razón por la que diluir estos aceites es la sostenibilidad de las plantas de las que se extraen. Se requiere un volumen realmente extraordinario de materia vegetal para obtener una sola botella de aceite esencial, y el hecho de aplicarlos puros o no diluidos hace que se empleen mayores cantidades. La demanda de aceites esenciales no deja de aumentar vertiginosamente; Global Market Research estima que el mercado de los aceites esenciales superará los trece mil millones de dólares en 2024. Esta proyección de crecimiento es astronómica.[7] Debemos tener en cuenta el futuro de nuestro ecosistema y de los aceites esenciales que nos encantan si queremos seguir disfrutándolos. Si podemos reducir el uso y mitigar el impacto diluyéndolos, debemos hacerlo.

En todos los remedios incluidos en este libro se realizarán las diluciones oportunas, más o menos según las pautas que constan en la tabla siguiente y según lo que recomiendan Robert Tisserand y Rodney Young en su libro *Essential Oil Safety* [Seguridad en el uso de los aceites esenciales].[8]

RANGO DE EDAD	DILUCIÓN DE ACEITES ESENCIALES RECOMENADA
De 2 a 12 años	1 % 5 ml (1 gota de aceite esencial en 1 cucharadita [4,9 ml] de aceite portador). 10 ml (2 gotas de aceite esencial en 2 cucharaditas [9,8ml] de aceite portador).
Más de 12 años	2 % 5 ml (2 gotas de aceite esencial en 1 cucharadita [4,9 ml] de aceite portador). 10 ml (4 gotas de aceite esencial en 2 cucharaditas [9,8ml] de aceite portador).
Temporalmente, en caso de problema de salud agudo	Del 5 al 10 % 5 ml (5 a 10 gotas de aceite esencial en 1 cucharadita [4,9 ml] de aceite portador). 10 ml (10 a 20 gotas de aceite esencial en 2 cucharaditas [9,8ml] de aceite portador).

Nota: Ten en cuenta que estas pautas son un punto de partida, no reglas estrictas. Se pueden realizar ajustes en muchos casos.*

Otras formas de utilizar los aceites esenciales

En el capítulo uno presenté mis maneras preferidas de usar los aceites esenciales: los difusores, los inhaladores, la joyería, los masajes y los baños con aromaterapia.

* N. del T.: En cuanto a la presencia de decimales en los mililitros, consulta la nota del traductor incluida al final del texto introductorio del capítulo seis (página 110).

Tal vez quieras probar con estas otras maneras divertidas de emplear los aceites esenciales:

ACEITE DE UNCIÓN/PERFUME PERSONAL

Me gusta llevar perfumes, pero no me gustan mucho los aromas sintéticos que se encuentran en el mercado. El solo hecho de caminar por la sección de perfumería de un centro comercial me provoca dolor de cabeza. Y no solo me pasa a mí; la sensibilidad a los aromas sintéticos es un fenómeno habitual y puede dar lugar a náuseas, dolores de cabeza y problemas respiratorios.[9]

Mis alternativas son el aceite de unción y el perfume personal.

En los tiempos bíblicos, la unción era un ritual en el que se vertían aceites sobre la cabeza como acto de hospitalidad y con finalidades curativas.[10] Hoy en día, la unción es el acto de verter un aceite aromático sobre la cabeza de una persona o de dar masajes con aceite para que este entre en el cuerpo como medidas de cuidado personal. Esto es así en las tradiciones ayurvédicas, en que la unción es llamada *abhyanga* y el objetivo es expresarse amor a uno mismo.[11]

El *aceite de unción para sentirse alegre y feliz* (página 124) es increíblemente enraizador y sanador, y su aroma permanece mucho tiempo.

Hacer un perfume personalizado también es muy divertido. Los perfumes permanecen en la piel mucho más tiempo que las sustancias tópicas promedio, porque la fórmula incluye un alcohol de perfumería en lugar de un aceite portador. En perfumería se suelen utilizar aceites aromáticos, pero puedes emplear los aceites esenciales que se presentan en este libro. Prueba con el *perfume personal maravilloso* (página 148); ¡te garantizo que llamará la atención!

AEROSOL PARA HABITACIONES

Una fina niebla de aceites esenciales en una habitación puede ayudar a despejar la energía y proporcionar alivio si llevamos una vida ajetreada. Para uso doméstico, un aerosol para habitación no necesita llevar un conservante comercial. Asegúrate de usar agua destilada, porque el agua del grifo se echa a perder más rápido. También convendrá que utilices alcohol de alta graduación en la mezcla para que el aceite se disuelva adecuadamente en la base de agua. Yo prefiero el alcohol de perfumería; es fácil encontrarlo en Internet. Alternativamente, puedes comprar un alcohol como Everclear, si está disponible en la zona en la que vives.

El *espray para alejar a los monstruos* (página 150) tiene como objetivo asegurar que los niños que tienen miedos a la hora de acostarse disfruten de una noche de sueño reparador.

BOMBAS DE DUCHA

Las bombas de ducha (pastillas de gel sólido) son fáciles de hacer y se almacenan bien hasta el momento de usarlas. Necesitarás bicarbonato de sodio, ácido cítrico, polvo de arrurruz, agua destilada y aceites esenciales. Haz las bolas usando un divertido molde de silicona o un molde para bombas de baño de acero inoxidable.

Si a tu hijo o tu hija le cuesta levantarse por la mañana, prueba con la *bomba de ducha «¡qué día más feliz!»* (página 120) para arrancarle sonrisas.

VAHOS

Inhalar aceites esenciales en forma de vapor es muy apropiado si se está convaleciente, pero también es útil para abrir las vías respiratorias y ayudarnos a despertarnos. Calienta agua por debajo del punto de ebullición, retírala del fuego y viértela en un tazón grande o en un fregadero al que le hayas puesto el tapón. Añade tres gotas de aceite esencial para un adulto o una gota para un niño. Cúbrete la cabeza con una toalla, cierra los ojos e inclínate sobre el recipiente para inhalar ese vapor terapéutico durante varios minutos.

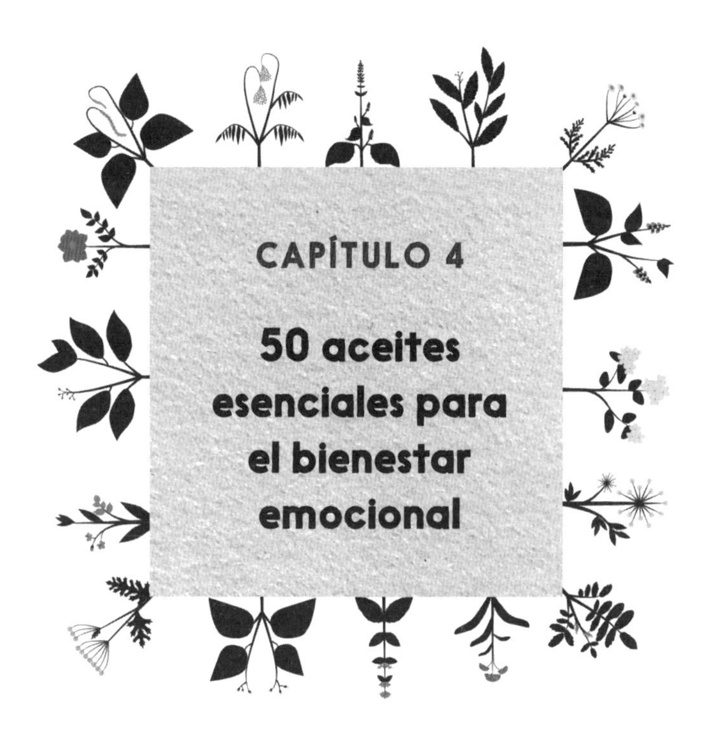

CAPÍTULO 4

50 aceites esenciales para el bienestar emocional

En este capítulo te presentaré los cincuenta aceites esenciales que he elegido para apoyar el bienestar emocional. Incluyo esta información para cada aceite: las emociones para las que está indicado, precauciones, usos generales, las formas de aplicación más habituales y las propiedades medicinales sanadoras (lo que le hace tener el efecto que tiene).

Abeto negro *(Picea mariana)*

El aceite esencial de abeto negro (o de pícea negra) se destila al vapor de las agujas del árbol *Picea mariana*, de hoja perenne. El aroma dulce, fresco y vigorizador de este aceite esencial es dinámico en cuanto a sus usos emocionales y excelente para el agotamiento mental derivado de los problemas endocrinos relacionados con el estrés. Según Kurt Schnaubelt, autor de *Medical Aromatherapy: Healing with Essential Oils* [Aromaterapia médica: sanar con los aceites esenciales], «los compuestos terpenoides policíclicos tienen un efecto tónico en las glándulas suprarrenales, la tiroidea y la pituitaria, lo cual proporciona equilibrio hormonal».[1] Los aceites esenciales derivados de árboles nos aportan una mayor conexión con la tierra, con las raíces y con nosotros mismos.

PRECAUCIONES: el aceite esencial de abeto negro suele ser muy seguro. Pero tiene un aroma fuerte, por lo que solo son necesarias una o dos gotas cuando se utiliza en un difusor o en un inhalador de aromaterapia.

USOS: el aceite esencial de abeto negro es beneficioso cuando padecemos estrés crónico y estamos agotados emocionalmente. Si sufres fatiga adrenal, hipotiroidismo o el síndrome de fatiga crónica, este aceite tendrá un efecto muy sanador para ti. El aceite esencial de abeto negro es revitalizador y expansivo, pero también suave al restablecer la energía y fortalecer la determinación. No tendrá un efecto excesivamente estimulante.

FORMAS DE APLICACIÓN: este aceite derivado de un árbol puede beneficiar al cuerpo físico si lo aplicamos en un masaje muscular para aliviar dolores y molestias comunes. El abeto negro es una aportación bienvenida en la mayoría de las aplicaciones de aceites esenciales, incluidos varios procedimientos de inhalación y la aplicación tópica, si está diluido correctamente. También puedes probar a añadir un par de gotas a un baño aromático cuando tengas los nervios un poco crispados.

PROPIEDADES: analgésico, ansiolítico, antibacteriano, antiespasmódico, antifúngico, antiinflamatorio, antioxidante, diurético, generador de calor, mucolítico.

Abeto siberiano *(Abies sibirica)*

El aceite esencial de abeto siberiano tiene un aroma a pino dulce y fresco. Los árboles son, muchas veces, símbolos de sanación, y los aceites esenciales procedentes de árboles son increíblemente enraizadores y nos ayudan a revitalizarnos y recuperar nuestras raíces.[2] Este aceite esencial nos ayuda a calmar el pensamiento excesivo, a aliviar las preocupaciones y a regresar a nuestro cuerpo con firmeza.

PRECAUCIONES: por lo que se sabe hasta el momento, no hay que tomar unas precauciones especiales en cuanto a la seguridad con este aceite.

USOS: el aceite esencial de abeto siberiano tiene una energía positiva que nos aporta fuerza en los momentos difíciles. Si quieres tener una actitud más positiva hacia algo que está ocurriendo en tu vida o tienes que tomar una decisión importante con respecto al camino que debes seguir en la vida, este aceite esencial puede ayudarte. Recuerda que los aceites esenciales derivados de árboles representan la fuerza inquebrantable y las raíces fuertes. Por lo tanto, incluye este aceite en tu vida para gozar de mayor resiliencia.

FORMAS DE APLICACIÓN: utiliza este aceite esencial solo o con otros en un difusor o un inhalador de aromaterapia para que te aporte fuerza y paz. Los vahos también están indicados con este aceite.

PROPIEDADES: analgésico, antiinflamatorio, antirreumático, antiséptico, desinfectante, estimulante del sistema circulatorio, expectorante, mucolítico, rubefaciente.

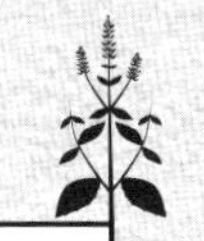

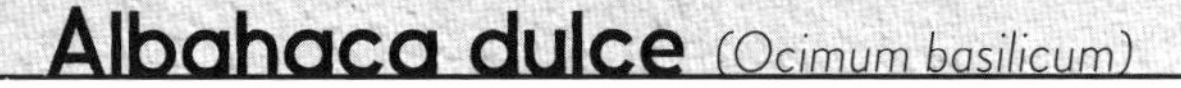

Albahaca dulce *(Ocimum basilicum)*

El aceite esencial de albahaca dulce se destila al vapor de las hojas de la planta y es dulce, herbáceo y energizante. Si estás lidiando con la fatiga mental y quieres tener más aguante para pasar el día o participar en una reunión y necesitas sentirte con energía, confiado y motivado, acude a este aceite para lograrlo.

PRECAUCIONES: si se diluye correctamente, no hay que tomar unas precauciones especiales en cuanto a la seguridad con este aceite.

USOS: el aceite esencial de albahaca dulce tiene un gran efecto antiespasmódico y puede aplicarse para varios tipos de dolor. Si padeces fatiga crónica o insuficiencia renal, deberías incluir este aceite esencial en tus actividades rutinarias de cuidado personal. Este aceite tiene que estar presente en las mezclas que elabores para ti y para tus hijos destinadas a potenciar la concentración y la claridad mental. El aceite esencial de albahaca dulce tiene una composición química muy equilibrada, por lo que no es excesivamente estimulante, sino que equilibra y expande.

FORMAS DE APLICACIÓN: hay varias posibilidades de uso del aceite esencial de albahaca dulce para que energice el cuerpo y la mente. Puedes ponerlo en un inhalador de aromaterapia, un difusor, un aerosol para habitaciones, una bomba de ducha o incluso un exfoliante corporal con azúcar, que es refrescante; también puedes hacer vahos con él. Asimismo, este aceite es eficaz contra los calambres menstruales dolorosos o el malestar digestivo si se diluye y se frota en el abdomen con otro antiespasmódico, como el aceite esencial de mejorana dulce. Por último, si siempre tienes los hombros cargados y dolores de cabeza debido al estrés, el aceite esencial de albahaca dulce te hará mucho bien.

PROPIEDADES: antidepresivo, antiespasmódico, apoya el sistema inmunitario, carminativo, energizante, estomacal, expectorante, inmunoestimulante.

Bálsamo de copaiba *(Copaifera officinalis)*

El árbol del que se extrae el bálsamo de copaiba, el copayero, se cultiva en las selvas tropicales de Brasil. El aceite esencial de bálsamo de copaiba tiene un aroma radiante, terroso y resinoso, y ayuda mucho a combatir tanto la ansiedad como la depresión debido a sus altos niveles de betacariofileno. Si tienes problemas para tener un sueño reparador, esparcir este aceite por medio de un difusor antes de acostarte por la noche contribuirá a que tu sistema nervioso se apacigüe. El aceite esencial de bálsamo de copaiba también es muy efectivo para ayudar a manejar algún trauma subyacente.

PRECAUCIONES: por lo que se sabe hasta el momento, no hay que tomar unas precauciones especiales en cuanto a la seguridad con este aceite.

USOS: el betacariofileno es efectivo desde el punto de vista energético y también para aliviar el dolor. En mi caso suele ser igual de efectivo, si no más, que los remedios para el dolor de venta libre. Por último, este aceite de resina es muy beneficioso para el sistema respiratorio.

FORMAS DE APLICACIÓN: el aceite esencial de bálsamo de copaiba es beneficioso cuando se aplica por vía tópica diluido en un aceite portador, como bálsamo para dolores y molestias o inhalado por sus beneficios emocionales. Si estás emocionalmente agotado y tiendes a experimentar más dolor en los momentos de mucho estrés, unas cuantas gotas de aceite esencial de bálsamo de copaiba en la bañera te sentarán divinamente; prueba con la fórmula *sales de baño calmantes* (página 154). Este aceite es ideal cuando necesitamos acudir a la intuición. Tiene un aroma dulce y suave y es muy fácil de mezclar.

PROPIEDADES: analgésico, antibacteriano, anticongestivo, antifúngico, antiinflamatorio, antiséptico, cicatrizante, expectorante, inmunoestimulante, nervino.

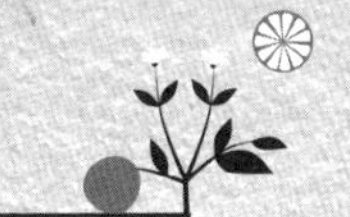

Bergamota *(Citrus bergamia)*

El aceite esencial de bergamota se extrae por presión en frío de la cáscara del fruto conocido como bergamota o pera del Bey, y es lo que algunos llaman un adaptógeno (proporciona al usuario lo que necesita). Este aceite esencial celestial es uno de los más preciados, por su capacidad de aportar una perspectiva alentadora durante los períodos de depresión y de reducir la fatiga emocional y mental.[3]

PRECAUCIONES: según la Asociación Internacional de Fragancias (IFRA, por sus siglas en inglés), el aceite esencial de bergamota es muy fototóxico. La IFRA establece que las lociones que se dejan sobre la piel deben permanecer por debajo del 0,4 % del volumen total del producto.[4] Recomiendo precaución con la exposición al sol durante un período de dieciocho a veinticuatro horas después de aplicar este aceite esencial en la piel.

USOS: el aroma dulce y afrutado del aceite esencial de bergamota se debe al acetato de linalilo, que reduce la inflamación y la irritación, lo cual ayuda a tratar dolores y molestias menores.[5] Este aceite esencial es carminativo, útil para la indigestión, la flatulencia y los cólicos.[6] Utilízalo también en períodos de ansiedad y depresión situacionales y cuando sufras el trastorno afectivo estacional.

FORMAS DE APLICACIÓN: para combatir la fatiga emocional y mental y potenciar el bienestar emocional, lo mejor es inhalar el aceite. Aunque el aceite esencial de bergamota es muy fototóxico, es claramente beneficioso para la piel si se mezcla con precaución. Es uno de los ingredientes de la mezcla *sinergia para la salud de los senos* (página 200). Varios estudios también avalan el uso de los aceites esenciales cítricos con alto contenido en limoneno como agentes anticancerígenos.[7]

PROPIEDADES: ansiolítico, antibacteriano, antidepresivo, antiespasmódico, antiinfeccioso, antiinflamatorio, antiviral, carminativo, estimulante digestivo, estomacal, sedante, tónico del sistema nervioso central.

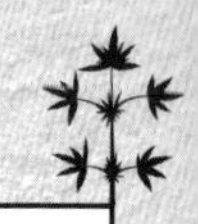

Cáñamo *(Cannabis sativa)*

No hay que confundir el aceite esencial de cáñamo con la marihuana. En el proceso de destilación solo pasan los terpenos, no los cannabinoides o THC. El aroma del aceite esencial de cáñamo es muy herbáceo y terroso, como el de la planta misma.
Según el *Handbook of Cannabis Therapeutics from Bench to Bedside* [Manual de terapéutica del cánnabis del laboratorio al paciente], los compuestos del cánnabis no tienen por qué ser absorbidos sistemáticamente a través de los pulmones para tener efectos calmantes y sedantes.[8] El aceite esencial de cáñamo, que calma tanto el cuerpo como la mente, es muy útil para combatir el estrés y la ansiedad situacionales.

PRECAUCIONES: por lo que se sabe hasta el momento, no hay que tomar unas precauciones especiales en cuanto a la seguridad con este aceite.

USOS: el aceite esencial de cáñamo contiene componentes que tienen propiedades analgésicas y antiinflamatorias, lo cual hace que sea útil, aplicado por vía tópica, contra dolores y molestias, y también para mitigar problemas de la piel como la dermatitis de contacto, el eccema y la psoriasis.[9]

FORMAS DE APLICACIÓN: el aceite esencial de cáñamo se puede encontrar en muchos productos de cuidado personal que se venden en los supermercados a causa de su afinidad con la piel. Si tienes problemas en algunas zonas, prueba a aplicar el aceite esencial de cáñamo diluido en un aceite portador con el aceite esencial de helicriso para encontrar alivio. Si el estrés tiende a ocasionarte más dolores y molestias de lo habitual, prueba a usar el *aceite de masaje para aliviar el dolor muscular* (página 153) para calmar y suavizar cualquier zona demasiado irritada. También puedes usar varios procedimientos de inhalación, como inhaladores y difusores de aromaterapia.

PROPIEDADES: analgésico, antibacteriano, anticongestivo, antifúngico, antiinflamatorio, antiséptico, cicatrizante, expectorante, inmunoestimulante, tónico nervioso.

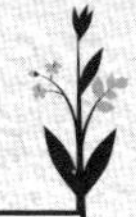

Cardamomo *(Elettaria cardamomum)*

El aceite esencial de cardamomo se destila al vapor de las semillas de la planta. Conocido tradicionalmente como el rey de las especias, el cardamomo tiene un aroma especiado y seductor.[10] Este aceite es increíblemente calmante y revitalizador durante los momentos de tristeza y depresión, incluidos los días grises y sombríos del invierno. Además, alivia el parloteo mental en las personas que se preocupan demasiado.[11]

PRECAUCIONES: según el libro *Essential Oil Safety*, los aceites esenciales con alto contenido en 1,8-cineol deben mantenerse alejados de la cara de cualquier niño menor de diez años.[12]

USOS: el aceite esencial de cardamomo favorece la salud del sistema digestivo. Si tu estómago es el primero en reaccionar cuando experimentas ansiedad, este aceite podría proporcionarte alivio.[13] El aceite esencial de cardamomo es de naturaleza muy cálida. Aplícalo sobre la piel debidamente diluido para aportar calidez a las zonas en las que sientas molestias o dolores, que se verán reducidos al aumentar la circulación. La calidez de este aceite también beneficia al sistema respiratorio; abre las vías respiratorias. Usa el aceite esencial de cardamomo para sentirte abierto, renovado y con la mente despejada.

FORMAS DE APLICACIÓN: calentador y estimulante, este aceite se puede usar en un inhalador o para masajear el vientre con el fin de aliviar los problemas digestivos, las náuseas especialmente. El aceite esencial de cardamomo es beneficioso aplicado por muchos medios: incluido en un baño, inhalado desde un inhalador de aromaterapia o un difusor y aplicado directamente sobre la piel cuando está correctamente diluido. Busca mi *mezcla para baño para encontrar alivio* (página 199); en ella, el aceite de cardamomo se une al de rosa damascena para obtener la mejor experiencia de cuidado personal.

PROPIEDADES: antiemético, antiespasmódico, antiinfeccioso, calentador, carminativo, diurético, estimulante digestivo, estomacal, expectorante, tónico digestivo.

Cedro del Atlas *(Cedrus atlantica)*

Estar bajo un dosel de cedros, absorber el increíble aroma y sentir el poder de su presencia es realmente una experiencia impresionante. Los cedros pueden llegar a tener más de treinta metros de altura y vivir más de mil años; aparentemente nada puede derrocar a estos gigantes inquebrantables.[14] El aceite esencial de cedro del Atlas también puede proporcionarte estas sensaciones: conexión a tierra, resistencia, fuerza y resiliencia. Gracias a este aceite esencial tan impresionante sabrás lo poderoso que eres.

PRECAUCIONES: por lo que se sabe hasta el momento, no hay que tomar unas precauciones especiales en cuanto a la seguridad con este aceite. Ahora bien, hay que tener muy en cuenta la cuestión de la sostenibilidad. Te recomiendo que compres el que vayas a emplear solamente y que lo utilices con moderación.

USOS: el aceite esencial de cedro del Atlas está indicado cuando nos sentimos inseguros, vulnerables y desconectados de nuestro verdadero yo. Este aceite de árbol tan cautivador te ayudará a fortalecer tu determinación e iluminará el camino de regreso a tu autenticidad. Utilízalo para respirar mejor y expandir la mente. Este es uno de mis aceites preferidos para los niños; se puede empezar a aplicar a partir de los seis meses de edad.

FORMAS DE APLICACIÓN: el aceite esencial de cedro del Atlas se puede utilizar en todas las áreas prácticamente y con todas las modalidades de aplicación. El procedimiento más efectivo es la inhalación; yo recomendaría usar el inhalador de aromaterapia, menos en caso de enfermedad, en que puede ser más efectivo hacer vahos. Este aceite esencial es un fijador potente en las mezclas para el cuidado de la piel.

PROPIEDADES: antibacteriano, antiinfeccioso, astringente, carminativo, cicatrizante, diurético, expectorante, sedante.

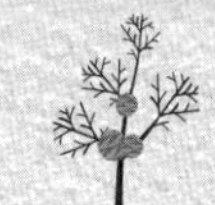

Ciprés *(Cupressus sempervirens)*

El aceite esencial de ciprés es un aceite de conífera que tiene un aroma fresco y herbáceo. Todos los aceites esenciales de coníferas presentan afinidad con el sistema endocrino y ayudan a aportar equilibrio y estabilidad a la glándula tiroides y a las glándulas suprarrenales.[15] Las propiedades de estos aceites derivados de árboles de las que nos podemos beneficiar fortalecen nuestra determinación y nos ayudan a sanar.

PRECAUCIONES: por lo que se sabe hasta el momento, no hay que tomar unas precauciones especiales en cuanto a la seguridad con este aceite.

USOS: el aceite esencial de ciprés, más que cualquier otro aceite derivado de coníferas, presenta mucha afinidad con la sanación emocional, sobre todo en lo que respecta a la tristeza, la aflicción y la pérdida. Este aceite también nos ayuda a estar menos ansiosos y a aceptar nuevos caminos en la vida, como puede ser un cambio de profesión o de casa. Acude a este aceite esencial durante cualquier transición que afrontes en la vida.

FORMAS DE APLICACIÓN: el aceite esencial de ciprés puede favorecer por partida doble tu bienestar emocional si lo aplicas diluido en la piel en la zona de las glándulas suprarrenales y, a la vez, lo inhalas. Prueba con la fórmula *inhalador de aromaterapia para expresarse con claridad* (página 194) para obtener una fuerza que favorezca el sistema nervioso. También puedes disfrutar del asombroso aroma de este aceite siempre que limpies la casa. La combinación de los aceites esenciales de ciprés y limón es muy desinfectante para el hogar, además de que huele bien.

PROPIEDADES: antibacteriano, anticongestivo, antiespasmódico, antiséptico, astringente, diurético, tonifica el sistema nervioso central.

Davana *(Artemisia pallens)*

El aceite esencial de davana puede no ser famoso, pero te encantará cuando conozcas sus beneficios y tengas la ocasión de usarlo. Habitualmente, este aceite huele de manera muy diferente en la botella que en la piel, y es probable que huela de manera diferente en tu piel que en la piel de otra persona; esto se debe, probablemente, a las diferencias que presentan las feromonas. Acude al aceite esencial de davana para levantar el ánimo y volver a tener una sonrisa en la cara.[16]

PRECAUCIONES: por lo que se sabe hasta el momento, no hay que tomar unas precauciones especiales en cuanto a la seguridad con este aceite.

USOS: el aceite esencial de davana se utiliza en el campo de la perfumería por su aroma sensual, rico y afrutado. Este aceite presenta afinidad con el sistema reproductor femenino. Al igual que el aceite esencial de salvia romana, el de davana puede ayudar a equilibrar las hormonas y a gestionar los síntomas del síndrome premenstrual y la menopausia.[17] La diferencia que presentan los dos aceites en cuanto a estas funciones es que el de davana es muy estimulante, mientras que el de salvia romana es sedante.

FORMAS DE APLICACIÓN: el aceite esencial de davana se puede aplicar a las muñecas diluido solo o mezclado con otros aceites esenciales para obtener un perfume personal maravilloso. ¿A punto para hacer la prueba? Entonces, elabora el *perfume personal maravilloso* (página 148) y a ver cómo te va. Pon un par de gotas de este aceite esencial en un difusor cuando sientas malestar a causa del ciclo menstrual, o incorpóralo a una mezcla para baño para mejorar el estado de ánimo y aumentar el optimismo.

PROPIEDADES: ansiolítico, antidepresivo, antiséptico, antivírico, cicatrizante, emenagogo, expectorante.

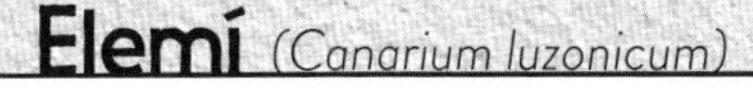

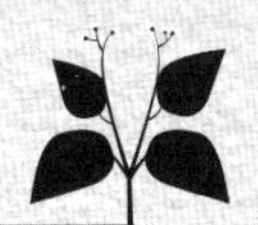

Elemí *(Canarium luzonicum)*

El aceite esencial de elemí es destilado al vapor del árbol tropical angiospermo elemí, que crece en la selva tropical de Filipinas. Es un aceite cálido, especiado y alimonado que estimula y limpia la energía. La palabra árabe de la que deriva elemí, *allāmī*, significa 'como es arriba, es abajo' y puede traducirse, libremente, como 'en la Tierra como en el cielo' o 'todos somos uno, namasté'.[18] El significado general es unidad, la comprensión de nuestra verdadera naturaleza y respeto y reverencia por los demás y por nosotros mismos.

PRECAUCIONES: por lo que se sabe hasta el momento, no hay que tomar unas precauciones especiales en cuanto a la seguridad con este aceite.

USOS: incluye este aceite de resina en tu rutina de cuidado de la piel para tener una piel juvenil y brillante.[19] Sin ser muy sedante, este aceite favorece una sensación general de serenidad. El aceite esencial de elemí es un fijador potente y tiene unas propiedades terapéuticas útiles para fines ceremoniales. Es una opción superior si se está trabajando para dinamizar la energía bloqueada o para superar un trauma o una pérdida; también es una gran opción si nos sentimos retraídos. Este aceite puede ayudarnos a encontrar la aceptación y la paz.

FORMAS DE APLICACIÓN: el aceite esencial de elemí es útil incorporado a un tonificador de la piel o a una compresa para ayudar a calmar y aliviar la piel irritada. Utiliza este aceite en un difusor, en un inhalador de aromaterapia o incluso en un baño de lujo para despejar la mente y para abrirte a los misterios del universo y a eso sobre lo cual no tenemos control. Prueba a hacer y usar la mezcla *inhalador de aromaterapia para gozar de un buen estado de ánimo* (página 135).

PROPIEDADES: analgésico, antibacteriano, antifúngico, antiinflamatorio, antivírico, expectorante, sedante, tónico.

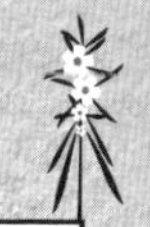

Fragonia *(Agonis fragrans)*

El aceite esencial de fragonia es el único con marca registrada, hasta la fecha. La planta se cultiva en la selva australiana y el aceite, que se destila de las hojas y las ramitas del arbusto florido, tiene una composición química muy equilibrada, y también ayuda a recuperar el equilibrio vital.[20] Acude a este aceite esencial para trabajar no solo en el momento presente, sino también con sucesos del pasado. Puede ayudarte a cambiar viejos patrones y a dejar atrás cosas que ya no te sirven.

PRECAUCIONES: por lo que se sabe hasta el momento, no hay que tomar unas precauciones especiales en cuanto a la seguridad con este aceite.

USOS: el aceite esencial de fragonia ayuda a aportar equilibrio y armonía al ámbito emocional desde el punto de vista energético. Es un aceite increíblemente seguro para los niños; úsalo para fortalecer el sistema inmunitario y como una medida más contra el resfriado, la tos y otros síntomas de tipo gripal.[21] Su composición química es similar a la del aceite esencial del árbol de té, pero con una esencia mucho más suave y agradable para calmar los músculos cansados y estresados.

FORMAS DE APLICACIÓN: asegúrate de tener el aceite esencial de fragonia a mano si tienes niños pequeños. Añádelo diluido al baño para ayudar a los niños a relajarse después de un día de mucha actividad. Este aceite no solo es útil en un difusor para frenar la expansión de la enfermedad, sino que también es muy eficaz para tener un sueño reparador. Prueba a poner la *mezcla para difusor para una noche de ensueño* (página 177) en tu difusor favorito esta noche.

PROPIEDADES: analgésico, antiasmático, anticongestivo, antifúngico, antiinflamatorio, antimicrobiano, antivírico, expectorante, inmunoestimulante.

Gálbano *(Ferula galbaniflua)*

El aceite esencial de gálbano se destila al vapor de la resina de la planta angiosperma *Ferula galbaniflua* y tiene un aroma verde muy fuerte, herbario y ligeramente dulce. Hay quienes piensan que recuerda a los pimientos verdes. Debido a su intenso aroma, úsalo con moderación para evitar que se imponga en tus mezclas. En su libro *Aromatherapeutic Blending: Essential Oils in Synergy* [Mezclas aromaterapéuticas: los aceites esenciales en sinergia], Jennifer Peace Rhind señala que el aceite esencial de gálbano combinado con el aceite esencial de abeto negro o de pino es beneficioso contra la insuficiencia suprarrenal y apoya al sistema nervioso en general.[22]

PRECAUCIONES: por lo que se sabe hasta el momento, no hay que tomar unas precauciones especiales en cuanto a la seguridad con este aceite.

USOS: el aceite esencial de gálbano es beneficioso para la piel; mezclado con aceite esencial de elemí en productos de belleza, la revitaliza cuando está envejecida.[23] La aromaterapeuta experta Julia Lawless explica en su libro *The Encyclopedia of Essential Oils* que este aceite esencial se puede usar para una amplia variedad de molestias digestivas, incluido el malestar provocado por la ansiedad.[24]

FORMAS DE APLICACIÓN: un masaje con aceite esencial de gálbano diluido aplicado directamente sobre las glándulas suprarrenales, a la vez que este aceite se inhala procedente de un difusor o un inhalador de aromaterapia, es útil para ayudar a reequilibrar el sistema nervioso. Te recomiendo que hagas respiraciones profundas al usar el inhalador de aromaterapia con este aceite para centrarte en los momentos de inquietud o malestar. Una sola gota en una mezcla general es todo lo que se necesita, probablemente, para las molestias estomacales. Si estás listo para potenciar el sistema nervioso, prueba la *mezcla para difusor revitalizadora* (página 147).

PROPIEDADES: antiasmático, antiinflamatorio, antimicrobiano, antiséptico, calmante, carminativo, cicatrizante, emenagogo, expectorante, sedante.

Geranio *(Pelargonium graveolens)*

El aceite esencial de geranio, con su aroma embriagador, dulce y floral, es muy versátil y presenta muchos beneficios. Cuando te sientas melancólico o necesites algo que te levante el ánimo, verás cómo este aceite es increíblemente equilibrador, estimulante y revitalizador. En su libro *Aromatherapy for Healing the Spirit: Restoring Emotional and Mental Balance with Essential Oils* [Aromaterapia para sanar el espíritu: restablecer el equilibrio emocional y mental con los aceites esenciales], el aromaterapeuta británico Gabriel Mojay afirma que el aceite esencial de geranio puede ser útil contra los desequilibrios que se manifiestan como estrés, inquietud o miedo. Y escribe que «combinados, el aceite esencial de geranio y el de naranja sirven para apaciguar el deseo y aliviar la frustración».[25]

PRECAUCIONES: por lo que se sabe hasta el momento, no hay que tomar unas precauciones especiales en cuanto a la seguridad con este aceite.

USOS: el aceite esencial de geranio presenta afinidad con la piel. Puedes añadirlo a tu rutina actual de cuidado de la piel o del cabello para nutrir en profundidad ciertas zonas, como el cuero cabelludo, la cara, el cuello y el pecho.[26] Diluido en un aceite portador, este aceite esencial puede contribuir a aliviar pequeños dolores y molestias.

FORMAS DE APLICACIÓN: será genial que incorpores el aceite esencial de geranio a tu rutina actual de cuidado de la piel para tener una piel brillante y saludable. Inclúyelo en inhaladores de aromaterapia y difusores y añádelo a un baño aromático junto con el aceite esencial de salvia romana o de davana durante los momentos de bajón asociados al ciclo menstrual. Prueba con el *inhalador de aromaterapia para recuperar la tranquilidad* (página 144) la próxima vez que no acabes de sentirte bien y estés irritable.

PROPIEDADES: ansiolítico, antibacteriano, antidepresivo, antiespasmódico, antifúngico, antiinflamatorio, antimicrobiano, equilibrador hormonal, sedante, tónico.

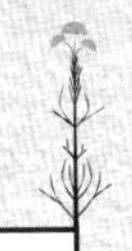

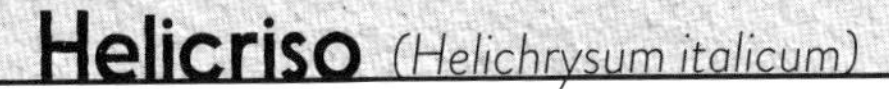

Helicriso *(Helichrysum italicum)*

El aceite esencial de helicriso tiene que estar presente en todos los hogares en los que se utilicen los aceites esenciales como medida complementaria para favorecer la salud. Yo, que he pasado por el duelo, la pérdida y el agotamiento suprarrenal, doy fe de que el aceite esencial de helicriso fue determinante para mi bienestar. Este aceite es bueno para combatir la ansiedad y la depresión situacionales, la apatía y el agotamiento del sistema nervioso, y ayuda a promover la homeostasis en el cuerpo y la mente.[27]

Escribe Patricia Davis en su libro *Subtle Aromatherapy* [Aromaterapia sutil]: «El [aceite esencial de] helicriso induce sentimientos de compasión, y es muy oportuno para activar el lado intuitivo del cerebro cuando estamos meditando o realizando una visualización guiada».[28]

PRECAUCIONES: por lo que se sabe hasta el momento, no hay que tomar unas precauciones especiales en cuanto a la seguridad con este aceite.

USOS: aplícate el aceite esencial de helicriso en el tercer ojo, diluido, cuando lleves a cabo cualquier tipo de trabajo con la energía. Utiliza la variedad *italicum* por la afinidad que presenta con el sistema tegumentario. Este aceite esencial también está indicado para las personas que han experimentado un trauma, sobre todo cuando es necesario perdonar.

FORMAS DE APLICACIÓN: si estás lidiando con la ansiedad o la depresión situacionales, aplica el aceite esencial de helicriso sobre la piel, diluido, o utilízalo en un difusor o inhalador de aromaterapia para obtener alivio. Puedes añadir este aceite esencial a tu mezcla para baño favorita para hacer frente al agotamiento nervioso y levantar el ánimo. Prueba la mezcla *inhalador de aromaterapia para obtener una mejor perspectiva* (página 186) para que contribuya a tu sanación.

PROPIEDADES: analgésico, antidepresivo, antiespasmódico, antiinflamatorio, antiséptico, cicatrizante, tónico.

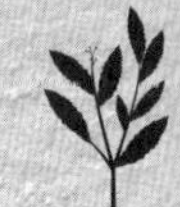

Hoja de laurel *(Laurus nobilis)*

El aceite esencial de hoja de laurel se destila al vapor de las hojas del arbusto, que crece principalmente en Bulgaria y Turquía. Tiene un aroma similar al del aceite esencial de clavo, si bien es más suave y presenta tonos frescos, fuertes, especiados y dulces, todo en uno. Este aceite es único desde el punto de vista emocional. Es reconfortante, levanta el ánimo y nos ayuda a sentirnos bien; es beneficioso para cualquier persona que albergue negatividad y tenga la autoestima baja.

PRECAUCIONES: según los expertos Robert Tisserand y Rodney Young, el máximo porcentaje de dilución para aplicar en la piel el aceite esencial de hoja de laurel es del 0,5 %.[29]

USOS: puedes usarlo para una amplia gama de acciones de apoyo al sistema inmunitario encaminadas a fomentar la recuperación en caso de gripe o resfriado, entre otras infecciones víricas. Incorpóralo a una mezcla destinada a apoyar el sistema respiratorio. Julia Lawless también indica que este aceite esencial podría ser beneficioso para combatir la pérdida de apetito.[30]

FORMAS DE APLICACIÓN: el aceite esencial de hoja de laurel se puede expandir por medio de un difusor, se pueden hacer vahos con él o se puede incorporar a un baño calentador cuando la enfermedad ya se ha instalado, tanto para fomentar una recuperación más rápida como para detener la expansión de los gérmenes. También puedes inhalar una mezcla que contenga este aceite esencial cuando te sientas decaído, te falte autoconfianza o quieras beneficiarte de la energía positiva inherente a este aceite. Además es ligeramente especiado y está muy bien incorporarlo a las mezclas destinadas a potenciar la concentración si nos sentimos dispersos. Prueba a utilizar la *mezcla para difusor revitalizadora* (página 147) para que te ayude a levantar el ánimo cuando lo necesites.

PROPIEDADES: analgésico, antibacteriano, antiespasmódico, antiinflamatorio, antimicrobiano, antioxidante, antivírico, apoya el sistema inmunitario, carminativo, tónico, tónico digestivo.

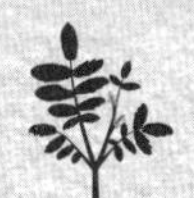

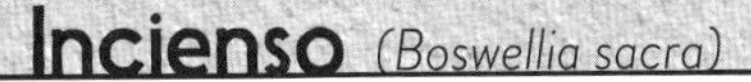

Incienso *(Boswellia sacra)*

La resina sagrada de incienso se cosecha con delicadeza de ciertos árboles que crecen en Omán. El aceite tiene un aroma intenso, cálido, resinoso y terroso que lo hace fantástico para acompañar la meditación y otras prácticas basadas en la energía. El aceite esencial de incienso es protector, purificador y enraizador; utilízalo para limpiar la energía de tu espacio o cuando necesites hacer introspección y gozar de valentía para sanar viejos traumas.

PRECAUCIONES: por lo que se sabe hasta el momento, no hay que tomar unas precauciones especiales en cuanto a la seguridad con este aceite.

USOS: la veterana aromaterapeuta británica Shirley Price aconseja el aceite esencial de incienso para hacer frente a los síntomas de estrés generalizados, como tensión y espasmos musculares, dolores de cabeza, otros dolores y molestias y estrés digestivo; también para mantener fuerte y saludable el sistema inmunitario.[31] Esta variedad de incienso además es buena en situaciones de ansiedad y depresión situacionales. Asimismo, el aceite esencial de incienso es útil para mitigar el envejecimiento de la piel; añade un par de gotas a tu sérum facial o a tu crema hidratante.

FORMAS DE APLICACIÓN: el aceite esencial de incienso es maravilloso para todo tipo de pieles cuando está diluido correctamente. Expándelo con un difusor en el hogar para que ayude a detener la expansión de virus y bacterias. Por último, cuando realices cualquier tipo de trabajo de asesoramiento o de restauración de la energía, utiliza este aceite por medio de la inhalación para mantenerte protegido, conectado a tierra y preparado para afrontar lo que sea.[32] Antes de tu próxima sesión de yoga, meditación o escritura en un diario, prepara una botella con la mezcla *espray para limpiar la energía* (página 134) a fin de preparar el terreno para limpiar la energía estancada y los patrones de pensamiento autolimitantes.

PROPIEDADES: analgésico, ansiolítico, antidepresivo, antiespasmódico, antiinflamatorio, antimicrobiano, apoya el sistema inmunitario, expectorante, sedante, tónico.

Jara pringosa *(Cistus ladaniferus)*

El aceite esencial de jara pringosa, también conocida como ládano, tiene un aroma cálido, rico y especiado. Espárcelo con un difusor a la hora de realizar yoga, meditación u otros tipos de trabajo energético. También se ha utilizado después de sucesos traumáticos para proteger el corazón y nutrir y calmar las glándulas suprarrenales.[33] La popular esencia floral *Rescue Remedy*,* compuesta por flores de Bach, contiene principalmente jara pringosa para este propósito.[34]

PRECAUCIONES: por lo que se sabe hasta el momento, no hay que tomar unas precauciones especiales en cuanto a la seguridad con este aceite.

USOS: este aceite es beneficioso para lidiar con las viejas heridas emocionales que alberga el corazón, además de las actuales. Recomiendo usar este aceite, si es posible, durante las sesiones de asesoramiento o terapia. Este aceite esencial tiene un perfil químico único, que incluye varios monoterpenos que avalan su uso como tónico del sistema nervioso; también tiene propiedades analgésicas y antiinflamatorias.[35]

FORMAS DE APLICACIÓN: usa el aceite esencial de jara pringosa con otros aceites esenciales nutritivos para la piel, como los de helicriso, mirra o lavanda, para aliviar la piel y aquietar la mente. Expande este aceite por medio de un difusor o úsalo con un inhalador cuando tengas que realizar cualquier tipo de trabajo energético para que te ayude a abrir y suavizar el corazón y la mente. También es útil en caso de *shock* o trauma.

PROPIEDADES: analgésico, antibacteriano, antiinfeccioso, antiinflamatorio, antimicrobiano, antioxidante, antiséptico, antivírico, astringente, cicatrizante, expectorante, mucolítico, nervino, sedante, tónico.

* N. del. T.: El *Rescue Remedy* ('remedio de rescate') forma parte del sistema floral del Dr. Bach. Se utiliza para proporcionar alivio rápido en situaciones de emergencia. El ládano (*rock rose*) es una de las cinco esencias que lo componen.

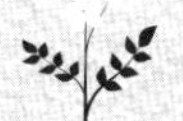

Jazmín, absoluto de *(Jasminum grandiflorum)*

El aceite absoluto de jazmín* pertenece a la categoría de las notas bajas y tiene un aroma embriagador, exótico, dulce e intensamente floral. Para algunas personas, el aroma es abrumador, pero te aseguro que es divino cuando la mezcla se hace bien. Este aceite se utiliza mucho en perfumería y tiene efectos afrodisíacos tanto en la persona que lo lleva como en la persona receptora. ¡Quedas advertido! El aceite absoluto de jazmín es un antidepresivo y un sedante reconocido. Si en la vida pasas por momentos en los que te sientes abatido, triste, afligido, enojado o incluso algo frágil, acude a este aceite para que te proporcione alivio y esperanza, y para que te ayude a ablandar el corazón.[36]

PRECAUCIONES: la IFRA recomienda un límite dérmico del 0,7 % para evitar la posibilidad de que la piel se irrite.[37]

USOS: la autora Julia Lawless escribe en su libro *The Encyclopedia of Essential Oils* que este aceite presenta afinidad con el sistema reproductor; actúa como un tónico uterino y es útil contra los problemas menstruales y las dificultades sexuales.[38] Tiene, además, un efecto sedante en el sistema nervioso; contribuye a apaciguar el sistema parasimpático cuando la adrenalina se impone en los momentos muy estresantes.

FORMAS DE APLICACIÓN: combina muy bien con los aceites esenciales cítricos; pon estos aceites en un difusor o inhalador de aromaterapia para levantar el ánimo. Añade al agua de la bañera el aceite absoluto de jazmín con un aceite esencial fijador, como el de vetiver o el de sándalo australiano, y cualquier aceite esencial cítrico (mis favoritos son el de naranja dulce o el de mandarina roja). Prueba a utilizar la mezcla *bomba de baño para mimarse y relajarse* (página 197).

PROPIEDADES: afrodisíaco, ansiolítico, antidepresivo, antiespasmódico, fortalecedor, sedante, tranquilizante.

* N. del T.: Técnicamente no existe el aceite esencial de jazmín (aunque esta denominación es habitual), ya que las flores de esta planta no soportan las altas temperaturas; harían que el aceite se desnaturalizara. El aceite se extrae con el uso de solventes y, más antigua o artesanalmente, con el método denominado enflorado o enfloración. El producto obtenido con estos procedimientos se llama absoluto.

Lavanda *(Lavandula angustifolia)*

La lavanda se cultiva en jardines de todo el mundo por su aroma dulce y embriagador y para una multitud de usos. El aceite esencial de lavanda es, con diferencia, uno de los más populares hoy en día, por su aroma y su versatilidad. Es sedante y está indicado cuando se padece estrés o ansiedad situacionales.[39] En líneas generales, este aceite equilibra, suaviza y aporta a quien lo usa una sensación de tranquilidad, seguridad y satisfacción.

PRECAUCIONES: por lo que se sabe hasta el momento, no hay que tomar unas precauciones especiales en cuanto a la seguridad con este aceite. Pero asegúrate de comprarlo en alguno de los lugares de confianza indicados en el apartado «Recursos» de este libro (página 233). Como la demanda es tan grande, es habitual que los proveedores lo adulteren.

USOS: el aceite esencial de lavanda es beneficioso para la piel; tiene un efecto nutritivo, purificador y sanador en este órgano. Si tienes cualquier tipo de dolor físico, asegúrate de incluir este aceite en la mezcla que hagas para aliviarlo, con el fin de aplicarla por vía tópica. El aceite esencial de lavanda es uno de los más recomendados para hacer frente al estrés.

FORMAS DE APLICACIÓN: el aceite esencial de lavanda funciona perfectamente bien solo. Haz pasar la botella directamente debajo de tu nariz o pon una gota del aceite en la manta o el osito de peluche favoritos de tu hijo para obtener unos resultados rápidos. Aplícalo por vía tópica, incorpóralo a un baño o ponlo en tu tocador o armario para que la ropa conserve un aroma fresco. Dale una oportunidad al *inhalador de aromaterapia para liberar la presión* (página 143) en los momentos en los que experimentes una mayor tensión.

PROPIEDADES: analgésico, ansiolítico, antibacteriano, antidepresivo, antiespasmódico, antifúngico, antiinflamatorio, antimicrobiano, antivírico, calmante, cicatrizante, inmunoestimulante, sedante.

Lavandín *(Lavandula × intermedia 'Grosso')*

El lavandín se cultiva en Francia principalmente, y su aroma es algo similar al de la lavanda, si bien sus notas de alcanfor son más nítidas. Generalmente, el lavandín se usa para hacer jabones y otros productos de cuidado personal revitalizadores. No induce la extrema calma sedante de su prima la lavanda.[40] El aceite esencial de lavandín tiene propiedades antidepresivas y ansiolíticas; proporciona una sensación de tranquilidad y fortaleza mental que no se obtiene con muchos aceites.

PRECAUCIONES: por lo que se sabe hasta el momento, no hay que tomar unas precauciones especiales en cuanto a la seguridad con este aceite, siempre que esté diluido correctamente.

USOS: el aceite esencial de lavandín es tónico para el sistema nervioso; ayuda a combatir la alteración nerviosa de manera muy similar a como lo hacen los complejos de vitamina B. Prueba a usar el aceite esencial de lavandín inhalándolo y también aplicándolo en la piel como medida de apoyo contra el nerviosismo y otros problemas de tipo nervioso más importantes. Este aceite esencial también tiene propiedades analgésicas; ayuda a mitigar el dolor y a reducir la inflamación. Además, puede ser útil para aliviar el dolor de cabeza producido por el estrés y la tensión.

FORMAS DE APLICACIÓN: si el aceite esencial de lavandín se aplica diluido sobre la piel, casi no hay de qué preocuparse. Si te gusta hacer jabones o lociones en casa, prueba a usar este aceite esencial en lugar del de lavanda. El aceite esencial de lavandín es un ingrediente magnífico en las mezclas para el dolor o los tónicos para la piel. Incorpóralo a un baño para calmar los nervios y mitigar las preocupaciones. La inhalación también es una manera muy efectiva de usar este aceite esencial. Si te sientes agotado y con los nervios de punta, prueba a usar la *mezcla para difusor para calmar los nervios* (página 146) en tu difusor favorito.

PROPIEDADES: analgésico, ansiolítico, antibacteriano, antidepresivo, antifúngico, antiinflamatorio, antimicrobiano, antioxidante, antivírico, calmante, inmunoestimulante, sedante.

Lima *(Citrus aurantifolia)*

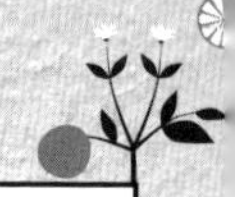

Desde el punto de vista emocional, el aceite esencial de lima es intenso, vibrante y estimulante. Ponlo en tu difusor favorito para que ayude a los niños a concentrarse mientras hacen los deberes escolares o a despertarse y prepararse para el día que tienen por delante. Acude a este aceite para combatir el estrés y la ansiedad o la depresión situacionales. También se ha demostrado que inhalarlo durante los días sombríos de invierno ayuda a levantar el ánimo.

PRECAUCIONES: según la IFRA, el aceite esencial de lima (prensado en frío) es fototóxico, y si constituye más del 0,7 % de la mezcla no debería aplicarse a la piel en un producto que no se vaya a enjuagar.[41] Si lo aplicas por vía tópica en una proporción superior al 0,7 % recomendado, evita exponer esa parte del cuerpo al sol durante un período de doce a veinticuatro horas.

USOS: como los otros aceites cítricos, el aceite esencial de lima es muy revitalizador. Algunas personas obtienen muy buenos resultados usando este aceite esencial para las digestiones pesadas y el malestar estomacal. Expándelo por medio de un difusor en la casa para detener la expansión de gérmenes no deseados.

FORMAS DE APLICACIÓN: la variedad destilada al vapor del aceite esencial de lima no es fototóxica y es celestial cuando se aplica a la piel en un aceite, una loción o un exfoliante de azúcar. Pon el aceite esencial de lima en un inhalador de aromaterapia para aumentar la atención y la concentración o para eliminar la congestión que puede presentarse con las enfermedades víricas. Si tienes un hijo al que a veces le cuesta terminar los deberes escolares, prueba a usar la *mezcla para difusor para la hora de hacer la tarea* (página 166).

PROPIEDADES: ansiolítico, antibacteriano, antidepresivo, antioxidante, antivírico, astringente, descongestionante linfático, inmunoestimulante, tónico, tónico digestivo.

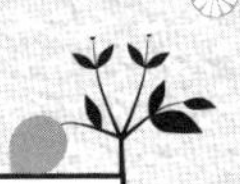

Limón *(Citrus limon)*

El aceite esencial de limón es dulce, fresco e increíblemente vibrante. Elígelo para que te ayude a recuperar la energía, a salir de los momentos de tristeza o ansiedad y en caso de depresión situacional. Acude a este aceite para energizarte, revitalizarte y recuperar el pensamiento positivo.

PRECAUCIONES: según la IFRA, el aceite esencial de limón prensado en frío es fototóxico. La IFRA establece que los productos que se dejan sobre la piel tienen que constituir siempre menos del 2 % del volumen total del producto.[42] Si aplicas por vía tópica este aceite esencial en una proporción superior al 2 % recomendado, asegúrate de evitar exponer esa parte del cuerpo al sol durante un período de doce a veinticuatro horas. Hay quienes recomiendan tomarlo diluido en un vaso de agua, pero esta combinación no está exenta de riesgos;[43] evita utilizar el aceite de esta manera.

USOS: el aceite esencial de limón es efectivo para combatir el trastorno afectivo estacional y se utiliza en establecimientos de atención sanitaria para reducir la preocupación y el miedo asociados con este diagnóstico clínico.[44] Este aceite esencial es la respuesta si quieres potenciar el sistema inmunitario de todas las personas que viven contigo, levantar el ánimo y purificar tu espacio.

FORMAS DE APLICACIÓN: la inhalación es el uso más recomendado, con un difusor, a través de un inhalador o directamente de la botella, en caso de apuro. El aceite esencial de limón es ideal en los limpiadores domésticos de superficies duras. Si quieres usar este aceite esencial por vía tópica, compra la variedad destilada al vapor, para no tener que preocuparte por la fototoxicidad.

PROPIEDADES: ansiolítico, antibacteriano, antidepresivo, antiespasmódico, antifúngico, antioxidante, antiséptico, antivírico, astringente, carminativo, descongestionante linfático, inmunoestimulante, tónico.

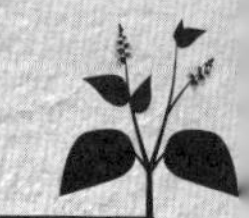

Madera de Buda *(Eremophila mitchellii)*

El aceite esencial de madera de Buda, que se destila de un arbusto nativo de Australia, es un producto terroso, amaderado y resinoso que conecta profundamente a tierra y fomenta la introspección. Este aceite es perfecto para los momentos en los que nos sentimos desconectados. Si estás trabajando para ser más consciente a lo largo del día, utilízalo. El aceite esencial de madera de Buda también se puede usar como sustituto del aceite esencial de sándalo indio, con el que hay problemas de sostenibilidad.

PRECAUCIONES: por lo que se sabe hasta el momento, no hay que tomar unas precauciones especiales en cuanto a la seguridad con este aceite.

USOS: no hay duda de que el aceite esencial de madera de Buda te proporcionará el máximo sentimiento zen. También es útil para mitigar los dolores y las molestias habituales de la vida diaria que se dejan sentir aún más en el cuerpo cuando estamos afectados por el estrés.[45] Pon una pequeña cantidad en un aceite de masaje para favorecer la paz interior y la relajación muscular.

FORMAS DE APLICACIÓN: ya sea pulverizado o incorporado a un inhalador de aromaterapia, el aroma del aceite esencial de madera de Buda se llevará tus problemas. Este aroma amaderado aporta alivio durante la meditación o el yoga y es bastante efectivo para limpiar la energía de cualquier espacio. El aceite esencial de madera de Buda es celestial aplicado sobre la piel, y su alta viscosidad hace que el aroma permanezca más tiempo. Prueba con el *inhalador de aromaterapia para soltar la ira* (página 126) para apaciguar el corazón y conectar a tierra el cuerpo y el espíritu.

PROPIEDADES: analgésico, ansiolítico, antidepresivo, antiinflamatorio, apoya el sistema inmunitario, calmante, sedante.

Madera de ho *(Cinnamomum camphora var. linalool)*

Se obtienen varios aceites esenciales de varias partes del árbol *Cinnamomum camphora*, que crece en Asia. El aceite esencial de madera de ho (o palo de ho) es diferente del aceite esencial de hoja de ho, el de ravintsara y el de otras variedades obtenidas del mismo árbol.[46] Y entre todos los aceites esenciales destilados al vapor, es el que contiene más linalool. El linalool es muy conocido por sus propiedades sedantes, y considero que el aceite esencial de madera de ho proporciona paz y tranquilidad. Acude a este aceite cuando experimentes estrés y ansiedad en general si has llegado al punto de estar quemado, ya que es un potente tónico para el sistema nervioso. También es un aceite magnífico que puedes incluir en tu próxima clase de yoga, sesión de meditación o cualquier otra práctica energética que lleves a cabo.

PRECAUCIONES: por lo que se sabe hasta el momento, no hay que tomar unas precauciones especiales en cuanto a la seguridad con este aceite.

USOS: el aceite esencial de madera de ho se puede utilizar con otros aceites esenciales sedantes para que ayude en momentos de ira o pánico, y es una buena idea utilizarlo con los niños a la hora de irse a la cama. Al inhalarlo, sentirás enseguida que tu mente se apacigua, tu respiración se estabiliza y tu ritmo cardíaco se ralentiza.

FORMAS DE APLICACIÓN: ya sea que lo apliques por vía tópica, lo inhales o lo añadas a un baño moderadamente caliente, no cabe duda de que el aroma fresco y amaderado del aceite esencial de madera de ho te aportará serenidad. Prueba a utilizar la *mezcla para difusor «a gusto como un bicho en una alfombra»* (página 176).

PROPIEDADES: analgésico, ansiolítico, antibacteriano, antiespasmódico, antifúngico, antiinflamatorio, sedante, tranquilizante.

Mandarina roja *(Citrus reticulata var. mandarin)*

Entre todas las variedades de aceite esencial de mandarina, el de mandarina roja es el que tiene el aroma más dulce, con diferencia. Si tu hijo es muy especial en cuanto a los olores, es probable que este aceite le encante. El aceite esencial de mandarina es fresco y afrutado, y favorece el bienestar emocional.[47] Ayuda a eliminar la energía estancada y bloqueada cuando nos sentimos atrapados e incapaces de avanzar. Si te cuesta ser amable y compasivo contigo mismo, el hecho de inhalar este aceite esencial te acompañará, suavemente, a encontrar tu centro.

PRECAUCIONES: a diferencia de muchos de los aceites esenciales cítricos, el de mandarina roja no es fototóxico.

USOS: saca el máximo partido a este tónico del sistema nervioso central en los períodos de ansiedad y depresión situacionales para que te aporte una sensación general de tranquilidad y satisfacción y estimule tu autocompasión. El aceite esencial de mandarina roja también es beneficioso para el cuerpo físico y es uno de mis aceites preferidos para los niños. Además, puede calmar el estómago y estimular el apetito durante los períodos de bajón emocional.

FORMAS DE APLICACIÓN: cuando alguien caiga enfermo en casa, pon el aceite esencial de mandarina roja en el difusor para combatir los gérmenes y facilitar una respiración limpia. ¿Y necesitas ayuda para encontrar tu centro? Pon la *mezcla para difusor para encontrar alivio y consuelo* (página 128) en tu difusor favorito.

PROPIEDADES: analgésico, ansiolítico, antibacteriano, antidepresivo, antiespasmódico, antiinflamatorio, antioxidante, antivírico, carminativo, expectorante, inmunoestimulante, sedante, tónico digestivo, tónico para el sistema nervioso central.

Manzanilla del Cabo *(Eriocephalus punctulatus)*

Este aceite esencial maravilloso se destila al vapor de los capullos y las flores de la manzanilla del Cabo. Me encanta usar esta especie de manzanilla cuando me siento abrumada por una lista de cosas por hacer del tamaño del estado de Texas, y me incita a estar presente cuando me estoy preocupando por el futuro. El delicioso aroma afrutado de este aceite es quizá el más relajante entre todos los aromas de aceites esenciales.

PRECAUCIONES: por lo que se sabe hasta el momento, no hay que tomar unas precauciones especiales en cuanto a la seguridad con este aceite.

USOS: el aceite esencial de manzanilla del Cabo puede ayudarnos a recuperar la homeostasis cuando nos sentimos irritables, nerviosos o enojados. Los padres a menudo hacen demasiadas cosas y acaban sintiéndose agotados, desequilibrados y preguntándose cómo podrán manejar todo. Este aceite esencial tiene un alto contenido en ésteres, un compuesto orgánico aromático, por lo que es profundamente terapéutico y fomenta la serenidad y la paz. Relájate al final del día poniendo este aroma floral suave y fresco en tu difusor en compañía de una taza de té para asegurarte de dormir muy bien.

FORMAS DE APLICACIÓN: incluye el aceite esencial de manzanilla del Cabo, correctamente diluido, en tus productos de cuidado de la piel para no dejar de sentirte centrado a lo largo del día. Añádelo a un baño aromático para olvidarte de todos tus problemas antes de acostarte. Prueba con la fórmula *bomba de baño efervescente para despejarse y serenarse* (página 114) durante los momentos de bajón asociados al ciclo menstrual para obtener un descanso muy necesario. Por último, utiliza este aceite esencial en un difusor o un inhalador de aromaterapia para que te ayude a permanecer en el momento presente.

PROPIEDADES: ansiolítico, antiespasmódico, antiinflamatorio, cicatrizante, refrescante, sedante.

Manzanilla romana (*Chamaelmelum nobile*)

El aceite esencial de manzanilla romana es uno de los primeros aceites esenciales que recomiendo para los niños. Induce una calma profunda y ayuda a acabar con el pensamiento excesivo crónico. Acude a este aceite para aliviar la tensión nerviosa, la irritabilidad y la inquietud. Según dice Peter Holmes en su libro *Aromatica: a clinical guide to essential aromatherapeutics* [Aromática: una guía clínica de aromaterapia esencial], el aceite esencial de manzanilla romana está indicado para estados de ansiedad como los ataques de pánico, varias fobias, el trastorno bipolar y el trastorno de estrés postraumático.[48]

PRECAUCIONES: por lo que se sabe hasta el momento, no hay que tomar unas precauciones especiales en cuanto a la seguridad con este aceite.

USOS: utilízalo cuando preveas una situación que te va a provocar ansiedad. Uno de los síntomas más habituales del estrés es el malestar estomacal. Este aceite esencial es un antiespasmódico potente y un tónico digestivo; utilízalo para cualquier dolencia del sistema digestivo, como hinchazón, cólicos, gases e indigestión. Está compuesto principalmente de ésteres, que son sedantes útiles para combatir los espasmos musculares, aliviar los síntomas del síndrome premenstrual y liberar el estrés y la tensión que provocan dolores de cabeza y hombros contracturados.[49]

FORMAS DE APLICACIÓN: este aceite está incluido en el *aceite de masaje para aliviar el dolor muscular* (página 153) con el objetivo de liberar la tensión corporal. Además de usarlo en masajes, prueba a ponerlo junto con el de lavanda en el baño de tu hijo antes de acostarlo para asegurarte de que tenga un sueño reconfortante y reparador. Por último, ten un inhalador de aromaterapia en tu bolso, maletín o mochila con este aceite para que te ayude a relajarte y estabilizarte.

PROPIEDADES: analgésico, ansiolítico, antiasmático, antidepresivo, antiespasmódico, estomacal, sedante, tónico digestivo, tonifica el sistema nervioso central.

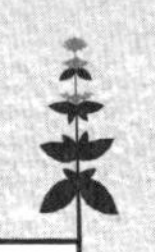

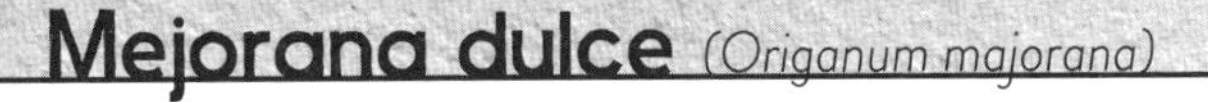

Mejorana dulce (*Origanum majorana*)

El aceite esencial de mejorana dulce se destila de las flores y hojas de la hierba. Según expone Gabriel Mojay en su libro *Aromatherapy for Healing the Spirit* [Aromaterapia para sanar el espíritu], «[el aceite esencial de] mejorana ayuda a calmar el pensamiento obsesivo, a aliviar las ansias emocionales y a potenciar la capacidad de nutrirnos internamente a nosotros mismos».[50] El aceite esencial de mejorana dulce es uno de los que recomiendo como apoyo durante los períodos de duelo y pérdida profundamente dolorosos.

PRECAUCIONES: por lo que se sabe hasta el momento, no hay que tomar unas precauciones especiales en cuanto a la seguridad con este aceite.

USOS: este aceite tiene un gran efecto antiespasmódico; úsalo para aliviar los molestos espasmos musculares, los cólicos menstruales y los dolores de crecimiento.[51] Es un aceite calentador y ayuda a revitalizar los músculos doloridos y cansados. Si te preocupas con facilidad y tiendes a analizar en exceso las situaciones, prueba a inhalar el aceite esencial de mejorana dulce; puede fortalecer la determinación y apaciguar la mente inquieta al mismo tiempo. Este aceite es un magnífico componente en una mezcla destinada a ayudar a que los niños se tranquilicen al final de un día con mucha actividad.

FORMAS DE APLICACIÓN: si buscas un alivio duradero, asegúrate de que este aceite esté presente en tu mezcla favorita para el dolor. Pon unas cuantas gotas en un difusor, un inhalador de aromaterapia, un aceite de masaje, el agua para hacer vahos o el agua de la bañera para disfrutar de este aceite esencial dulce y alcanforado. Si sufres dolores y molestias persistentes, haz la mezcla *aceite corporal para aliviar los dolores debidos a la tensión y el estrés* (página 152) y para mitigarlos. Puedes ponerte una compresa no muy caliente sobre la piel después de la aplicación para potenciar los efectos del aceite.

PROPIEDADES: antibacteriano, antiespasmódico, antifúngico, antiinflamatorio, antimicrobiano, antioxidante, antivírico, calmante, hipotensor, inmunoestimulante.

Menta bergamota *(Mentha citrata)*

El aceite esencial de menta bergamota se destila al vapor de las hojas de la planta. Este aceite es una mezcla ligera y fresca perfecta de menta cítrica y seguro que todas las personas de la casa lo acogerán muy bien. Se puede usar sin combinarlo con otros aceites esenciales para hacer frente a la tensión, el estrés y la ansiedad, y es muy bueno para levantar el ánimo.[52] Acude al aceite esencial de menta bergamota cuando quieras gozar de claridad y equilibrio.

PRECAUCIONES: cuando se mezcla de la forma adecuada, el aceite esencial de menta bergamota es seguro, por lo general. A diferencia del aceite esencial de bergamota, este no se considera fototóxico.

USOS: el aceite esencial de menta bergamota es útil, en mezclas, para reducir los calambres musculares y aliviar dolores y molestias menores. También es un aceite que hay que tener para levantar el ánimo de los niños o para apaciguar su ira. Es uno de los únicos aceites esenciales de menta que no estimulan la energía, por lo que puede ayudarte a relajarte al final de una dura jornada. La composición química del aceite esencial de menta bergamota es similar a la combinación de los aceites esenciales de lavanda y bergamota, por lo que es un aceite muy bien equilibrado, que proporciona armonía y estabilidad.

FORMAS DE APLICACIÓN: el aceite esencial de menta bergamota es una excelente opción en un baño aromático o una bomba de baño para todas las edades, para los niños pequeños sobre todo. Es beneficioso con todos los métodos de inhalación (difusores, inhaladores, vahos). Utiliza este aceite esencial por vía tópica para reducir la tensión, el estrés y la ansiedad.

PROPIEDADES: analgésico, antidepresivo, antiespasmódico, antiinfeccioso, antiinflamatorio, antiséptico, apoya el sistema inmunitario, carminativo, desodorante, tonifica el sistema nervioso central.

Milenrama *(Achillea millefolium)*

Las flores blancas y las hojas verdes de la planta *Achillea millefolium* dan lugar a un rico aceite esencial con aroma herbáceo. El componente químico camazuleno es lo que le da al aceite su impresionante color azul. En el plano emocional, el aceite esencial de milenrama nos ayuda a gestionar la ira asociada a un suceso de la vida o a un trauma.

PRECAUCIONES: por lo que se sabe hasta el momento, no hay que tomar unas precauciones especiales en cuanto a la seguridad con este aceite.

USOS: el aceite esencial de milenrama nos ayuda a superar los sentimientos y las emociones negativos viviéndolos, no sorteándolos.[53] Este aceite azul reduce la inflamación y mitiga el dolor, por lo que puedes aplicarlo por vía tópica a los músculos y las articulaciones para aliviar las molestias. El aceite esencial de milenrama actúa sobre nuestro sistema digestivo de manera muy similar a como lo hacen otros aceites azules ricos en camazuleno: es útil contra el malestar estomacal, los gases, la indigestión y el síndrome del intestino irritable cuando estamos sometidos a mucho estrés.

FORMAS DE APLICACIÓN: el aceite esencial de milenrama opera de forma sutil, pero sus efectos son innegables. Aplícalo diluido por vía tópica en caso de espasmos o tensión muscular para obtener un alivio rápido. Ponlo en un difusor o un inhalador de aromaterapia para que te ayude a lidiar con el enojo y la frustración. Prueba a usar este aceite con el de helicriso y otros en el *inhalador de aromaterapia para obtener una mejor perspectiva* (página 186).

PROPIEDADES: analgésico, antiespasmódico, antiinflamatorio, antioxidante, antivírico, carminativo, inmunoestimulante, sedante, tónico digestivo.

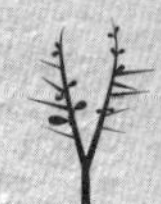

Mirra *(Commiphora myrrha)*

El aceite esencial de mirra tiene un aroma dulce, balsámico y ligeramente especiado. Si tienes una personalidad de tipo A o que piensa en exceso, acude a este aceite para permanecer tranquilo, atento y centrado. El aceite esencial de mirra es increíblemente dinámico y se utiliza en prácticas espirituales como el realineamiento de los chakras, el reiki y otros tipos de trabajo con la energía.[54] Ten cerca este aceite si te sientes embotado o bloqueado y quieres ver una situación con claridad.

PRECAUCIONES: según los expertos Robert Tisserand y Rodney Young, el aceite esencial de mirra puede ser fetotóxico (dañino para el feto) debido a la presencia del betaelemeno y el furanodieno; evítalo durante el embarazo y mientras estés dando el pecho.[55]

USOS: el aceite esencial de mirra tiene un efecto tonificador en el sistema nervioso central; inclúyelo en tu rutina diaria si sientes mucha fatiga o te han diagnosticado problemas endocrinos. Y tal vez este aceite no sea el primero que tomemos en consideración para combatir el exceso de pensamiento y de análisis, pero puede ser muy efectivo en una mezcla con vetiver o *petitgrain* (granito francés).

FORMAS DE APLICACIÓN: asegúrate de que el aceite esencial de mirra esté presente en tu cuidado rutinario de la piel. Estará más que bien que pongas un par de gotas en un sérum facial nocturno para equilibrar y nutrir la piel. Aplica el aceite esencial de mirra, diluido, a cualquier zona de la piel que presente problemas para fomentar la regeneración celular y la sanación. Pon este aceite en un difusor o un inhalador de aromaterapia cuando el grado de estrés sea alto y necesites ayuda para bajar el ritmo.

PROPIEDADES: analgésico, antibacteriano, antifúngico, antiinflamatorio, antimicrobiano, astringente, calmante, cicatrizante, expectorante, mucolítico.

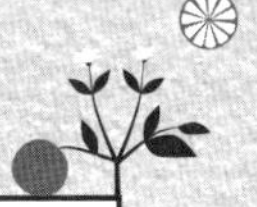

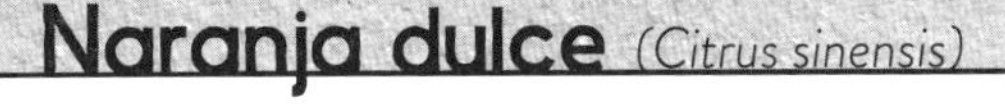

Naranja dulce *(Citrus sinensis)*

El aceite esencial de naranja dulce se extrae por presión en frío de las cáscaras de esta fruta maravillosa, y su atractivo aroma es uno de los favoritos de muchos profesionales y entusiastas de los aceites esenciales. Varios estudios han mostrado la eficacia de este aceite como ansiolítico. Uno de 2018 halló que inhalar aceite esencial de naranja antes de las intervenciones dentales reducía la ansiedad en un grado significativo.[56] Considero que el de naranja dulce es un aceite esencial universal, ya que combina maravillosamente con casi todos los demás aceites.

PRECAUCIONES: a diferencia de muchos de los aceites esenciales cítricos, el de naranja dulce no es fototóxico.

USOS: el aceite esencial de naranja dulce tiene un gran efecto ansiolítico y antidepresivo. Inhálalo para levantar el ánimo o relajarte, pues es muy equilibrador y armonizador. Si tienes el estómago hecho un nudo, este aceite te ayudará a liberar la tensión.

FORMAS DE APLICACIÓN: seguro que el aceite esencial de naranja dulce será muy pronto uno de tus favoritos, ya sea que lo inhales procedente de un difusor o un inhalador o que lo apliques en la piel. Pon un par de gotas en una toalla húmeda y mete esta en la secadora para que las sábanas huelan bien. Una mezcla de aceites correctamente formulada en una botella de espray es sublime para alegrar una habitación y cambiar la energía de un espacio. Toma los suministros enumerados en el *espray para limpiar la energía* (página 134) para crear un aerosol a base de aceites esenciales seguro y efectivo.

PROPIEDADES: ansiolítico, antibacteriano, antidepresivo, antiespasmódico, antiséptico, antivírico, carminativo, desinfectante, estomacal, tónico, tónico digestivo.

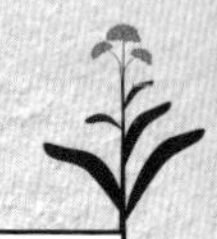

Nardo *(Nardostachys jatamansi)*

Destilado de las raíces de la planta *Nardostachys jatamansi*, que crece en el Nepal, este aceite esencial terroso y amaderado puede ayudarnos a encontrar la estabilidad en los períodos turbulentos. El aceite esencial de nardo es utilizado en aromaterapia como tónico del sistema nervioso y para proporcionar sanación al corazón.[57]

PRECAUCIONES: por lo que se sabe hasta el momento, no hay que tomar unas precauciones especiales en cuanto a la seguridad con este aceite. Pero hay un problema de sostenibilidad con el nardo; por lo tanto, compra el aceite esencial a uno de los proveedores que recomiendo en la sección «Recursos» (página 233), que cosechan las raíces de forma ética para que la planta pueda seguir prosperando.

USOS: si padeces ansiedad situacional, si te han herido emocionalmente, si tu corazón necesita tu compasión o si necesitas perdonarte a ti mismo o perdonar a otras personas, haz que este aceite esté presente en tu plan para conseguir el bienestar. Combínalo con otros aceites esenciales, como el de bálsamo de copaiba, el de salvia romana, el de lavanda o el de neroli, que tienen propiedades sedantes. Por último, si eres presa del estrés y la ansiedad, incorpora el aceite esencial de nardo a tus mezclas para el dolor para encontrar alivio.

FORMAS DE APLICACIÓN: el aceite esencial de nardo se puede aplicar por vía tópica siempre que esté diluido, se puede inhalar desde un difusor o un inhalador de aromaterapia o se puede poner en un baño de aromaterapia. Haz la *mezcla para difusor para tener un sueño feliz* (página 174) y activa el difusor durante treinta minutos antes de acostarte.

PROPIEDADES: ansiolítico, antiespasmódico, antifúngico, antiinflamatorio, calmante, sedante, tonifica el sistema nervioso central.

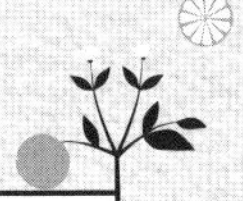

Neroli *(Citrus aurantium var. amara)*

El aceite esencial de neroli tiene un aroma floral exótico y con olor a naranja que transmite impresiones sensuales y de euforia. Este aceite es un eliminador del estrés formidable (este es uno de los secretos mejor guardados en aromaterapia). El aceite esencial de neroli tiene afinidad con el chakra de la corona, que representa el conocimiento superior y la energía universal.[58] Si te sientes retraído, distante e inseguro, y no tienes claro cuál es tu lugar en el mundo, acude a este aceite para que te ayude a discernir y descubrir tu propósito.

PRECAUCIONES: por lo que se sabe hasta el momento, no hay que tomar unas precauciones especiales en cuanto a la seguridad con este aceite. El aceite esencial de neroli es costoso debido a la gran cantidad de flores que se necesitan para obtener aunque sea una pequeña cantidad de producto. En consecuencia, suele ser adulterado. Cómpralo a un proveedor en el que puedas confiar.

USOS: este aceite es conocido por tener un efecto energético y apoyar el bienestar emocional, pero también es muy sanador para el cuerpo físico, y se utiliza ampliamente en el campo de la perfumería y en los productos de cuidado de la piel. Este aceite maravilloso puede ayudar a mitigar la inflamación de la piel, reducir el enrojecimiento y la irritación, y aliviar quemaduras y pequeñas heridas.[59]

FORMAS DE APLICACIÓN: recomiendo mezclarlo en pequeñas cantidades para aplicarlo a la piel. Los resultados te dejarán satisfecho. Si utilizas un difusor o un inhalador de aromaterapia, una cantidad pequeña dará para mucho. Prueba a usar la fórmula *chakra de la corona: mezcla para 'roll-on' para conectar con la fuente superior* (página 212) para experimentar la energía de este dinámico aceite con el fin de obtener serenidad espiritual y acallar el parloteo mental.

PROPIEDADES: afrodisíaco, analgésico, ansiolítico, antibacteriano, antidepresivo, antiespasmódico, antiinflamatorio, antioxidante, apoya el sistema inmunitario, nervino, sedante, tónico.

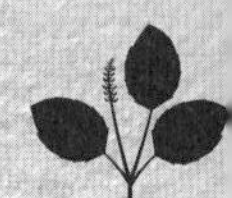

Pachuli *(Pogostemon cablin)*

Al pensar en el aroma dulce, terroso y picante del aceite esencial de pachuli, es posible que recordemos la década de 1960 y la generación del amor libre. A los *hippies* les encantaba este aceite, que destaca por sus potentes feromonas y sus propiedades antiestrés.

PRECAUCIONES: por lo que se sabe hasta el momento, no hay que tomar unas precauciones especiales en cuanto a la seguridad con este aceite.

USOS: el aceite esencial de pachuli suscita buenas vibraciones y sentimientos de satisfacción gozosa sin ser muy sedante. También fortalece el sistema inmunitario. Si quieres gozar de una sensación general de verdadera satisfacción y felicidad, inhala este aceite.

FORMAS DE APLICACIÓN: si quieres crear un perfume personal, el aceite esencial de pachuli proporciona una base magnífica. Como se trata de un aceite muy espeso y viscoso, actuará por partida doble cuando, al tenerlo sobre la piel, lo inhalemos. Permanecerá en la piel más tiempo que otros aceites. Si lo pones en un difusor, asegúrate de limpiarlo muy bien tras usarlo, para evitar que se pegue aceite por todas partes. Prueba a usar las *sales de baño para abrazar la feminidad* (página 180) para tener una experiencia de cuidado personal única.

PROPIEDADES: ansiolítico, antibacteriano, antidepresivo, antiinflamatorio, antiséptico, cicatrizante, desodorante, sedante, tónico.

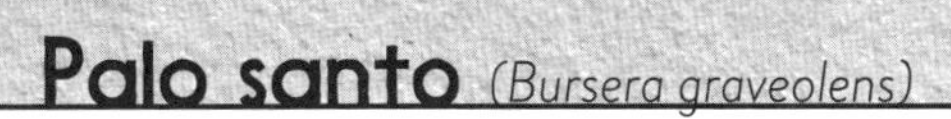

Palo santo *(Bursera graveolens)*

El aceite esencial de palo santo es un aceite humoso y especiado que ha sido utilizado, históricamente, por tradiciones espirituales en actos de limpieza energética y destinados a mantener alejado el mal. La práctica de quemar la madera de este árbol está vigente desde hace siglos; su origen es muy anterior al de la destilación vegetal tal como la conocemos hoy en día.[60] El aceite esencial de palo santo se utiliza para limpiar la energía y gozar de protección, en la meditación y para favorecer la atención y la concentración.

PRECAUCIONES: según Robert Tisserand y Rodney Young, el porcentaje máximo de aceite esencial de palo santo recomendado para aplicaciones en la piel es del 3,4 %.[61]

USOS: el aceite esencial de palo santo se puede aplicar por vía tópica, si está diluido correctamente, para combatir dolores y molestias, sobre todo los dolores de cabeza y las migrañas relacionadas con el estrés, debido a sus propiedades analgésicas y antiinflamatorias.[62] Este aceite también favorece un sistema respiratorio saludable; ayuda a abrir las vías respiratorias y a respirar mejor. Utiliza el aceite esencial de palo santo al final de un día agitado para limpiar la energía.

FORMAS DE APLICACIÓN: es imprescindible tener el aceite esencial de palo santo en el difusor o en un inhalador de aromaterapia para favorecer la atención, la concentración, la claridad mental y la salud respiratoria. Aplícalo por vía tópica disuelto en un aceite portador para hacer frente a dolores y molestias, dolores de cabeza sobre todo. El aceite esencial de palo santo constituiría una incorporación dinámica a un perfume personal o a un aceite de unción.

PROPIEDADES: analgésico, ansiolítico, antiasmático, antibacteriano, anticongestivo, antidepresivo, antiespasmódico, antiinflamatorio, antioxidante, apoya el sistema inmunitario, expectorante, tónico, tonifica el sistema nervioso central.

Petitgrain *(Citrus aurantium var. amara o bigaradia)*

El aceite esencial de *petitgrain* o granito francés tiene un ligero aroma floral con matices dulces. Este aceite se destila al vapor de las hojas y las ramitas del mismo árbol que produce las flores de las que se extrae el aceite esencial de neroli, por lo que los aromas son similares, pero el *petitgrain* es menos caro. Es el primer aceite al que acudo cuando mi hijo mayor tiene dificultades para dormirse porque no puede detener sus pensamientos y se siente frustrado. La veterana aromaterapeuta Patricia Davis escribe que si bien el aceite esencial de neroli «evoca los niveles de la mente psíquicos o espirituales más elevados, [el aceite esencial de *petitgrain*] tiene más que ver con la mente consciente, intelectual. Inhala este aceite cuando necesites gozar de claridad mental».[63]

PRECAUCIONES: por lo que se sabe hasta el momento, no hay que tomar unas precauciones especiales en cuanto a la seguridad con este aceite.

USOS: el aceite esencial de *petitgrain* se puede utilizar con varios fines, como pueden ser mitigar el dolor y las molestias, calmar el malestar estomacal y detener la propagación de gérmenes. Puede eliminar los olores de las habitaciones y tiene un efecto tonificador sobre el sistema nervioso central.

FORMAS DE APLICACIÓN: el aceite esencial de *petitgrain* contenido en un aerosol puede limpiar el aire de microbios, desinfectar las superficies duras, potenciar la paz en el hogar y favorecer una buena noche de sueño. No dejes de elaborar el *inhalador de aromaterapia para dejar de pensar en exceso* (página 117), que es ideal tanto para los niños como para los adultos. Mezcla un par de gotas de aceite esencial de *petitgrain* con aceite esencial de naranja dulce y una pequeña cantidad de aceite esencial de pachuli para tener una experiencia insuperable en la bañera.

PROPIEDADES: analgésico, ansiolítico, antibacteriano, antiespasmódico, antifúngico, antiinflamatorio, antimicrobiano, antioxidante, antivírico, inmunoestimulante, nervino, sedante, tónico.

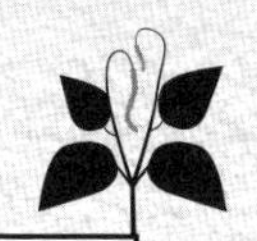

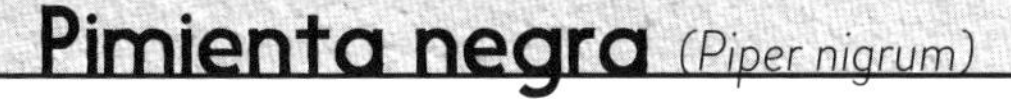

Pimienta negra *(Piper nigrum)*

El aceite esencial de pimienta negra, que desprende el aroma ácido de los granos de pimienta recién molidos, aporta numerosos beneficios emocionales, como un aumento de la concentración, el estímulo de la conexión con la Madre Tierra y alivio para quienes necesitan superar los miedos e inspirar cambios.[64] Este aceite también tiene un efecto afrodisíaco suave; ayuda a las parejas a conectar y redescubrir la intimidad.

PRECAUCIONES: el aceite esencial de pimienta negra produce calor cuando se aplica a la piel; por lo tanto, puede irritar las pieles sensibles. No recomendaría este aceite en un baño, ya que probablemente se produciría una absorción superior a la deseable en las zonas más sensibles.

USOS: este aceite esencial cálido y picante estimula la circulación y puede aliviar el dolor nervioso, articular y muscular.[65] Si el dolor es mayor debido al estrés, es una buena idea tener a mano este aceite esencial. El aceite esencial de pimienta negra también favorece la salud del sistema digestivo.[66] Si experimentas malestar estomacal a causa de la ansiedad situacional, puede formar parte de tu mezcla de aceites para aplicar al vientre.

FORMAS DE APLICACIÓN: inhala el aceite esencial de pimienta negra para permanecer atento y concentrado. Solo, puede ser demasiado para algunas personas, pero mezclado con otros aceites esenciales, puede ser muy agradable. Este aceite, que tiene su origen en Madagascar principalmente, contiene betacariofileno y betapineno, que ayudan a reducir el dolor y calmar la inflamación.[67] Aplícalo por vía tópica, diluido adecuadamente, en las zonas que lo necesiten. Algunos expertos usan este aceite en una mezcla para ayudar a dejar de fumar y para las crisis de abstinencia posteriores.[68]

PROPIEDADES: antiinflamatorio, antiséptico, antivírico, carminativo, estimulante, estimulante digestivo, expectorante, febrífugo, rubefaciente.

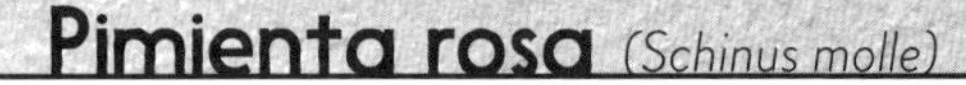

Pimienta rosa *(Schinus molle)*

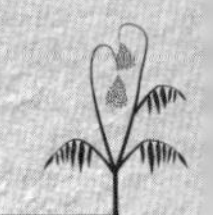

El aceite esencial de pimienta rosa es fresco, dulce, picante y especiado. Como esta pimienta es muy diferente de la pimienta negra, también se la llama pimienta falsa. Este aceite esencial es una pequeña joya menos conocida que algunos de los otros aceites esenciales, pero ayuda a atemperar los ánimos y apaciguar los pensamientos a la vez que incrementa la lucidez mental y la expansión.[69] He utilizado este aceite con el de bergamota y el de limón para combatir la ansiedad y la depresión situacionales con muy buenos resultados.

PRECAUCIONES: este aceite esencial no presenta contraindicaciones conocidas. Ahora bien, como es un aceite calentador, desaconsejo que se utilice en la bañera.

USOS: el aceite esencial de pimienta rosa puede ayudar a estimular el apetito después de un período de convalecencia, mitigar las náuseas y contribuir a calmar un estómago estresado y revuelto. Este aceite esencial es rubefaciente; genera calor cuando se aplica a la piel. Por lo tanto, úsalo para combatir dolores y molestias comunes. Los componentes químicos de este aceite pueden trabajar con el cuerpo para calmar y relajar el sistema nervioso, lo cual es perfecto cuando se está experimentando estrés o ansiedad situacionales.

FORMAS DE APLICACIÓN: ya sea aplicado en la piel o inhalado de un difusor o un inhalador de aromaterapia, no hay duda de que el aceite esencial de pimienta rosa calmará tus nervios a la vez que te aporta algo de vitalidad. Es seguro para todas las edades; prueba a usar la *mezcla para difusor «saldrá el sol»* (página 127) en días difíciles y sombríos.

PROPIEDADES: antiinflamatorio, antiséptico, antivírico, carminativo, digestivo, estimulante, expectorante, rubefaciente.

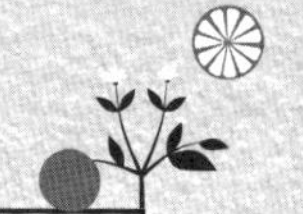

Pomelo *(Citrus paradisi)*

El aceite esencial de pomelo tiene un aroma afrutado intenso y fresco que sin duda complace incluso a los olfatos más exigentes. Acude a esta joya cuando necesites ayuda para salir de un bache. Este aceite es excelente para los momentos en que estamos con poca energía o en que nos sentimos tristes, deprimidos o de mal humor.[70] El aceite esencial de pomelo te proporcionará la chispa que te ayudará a recuperar la alegría una vez más.

PRECAUCIONES: el aceite esencial de pomelo es fototóxico. Según la IFRA, la dilución máxima para los productos que se eliminan mediante enjuague es del 4 %.[71] Si aplicas el aceite esencial de pomelo por vía tópica en un nivel superior al 4 % recomendado, evita que esa parte del cuerpo esté expuesta al sol durante un período de doce a veinticuatro horas.

USOS: como el aceite esencial de jara pringosa, que también contiene linalool, el aceite esencial de pomelo puede ayudar a potenciar el sistema inmunitario y a regular la circulación del sistema linfático. Investigadores de la Facultad de Medicina de la Universidad de Niigata (Japón) hallaron que inhalar su aroma puede estimular la actividad del sistema nervioso simpático y ayudar a controlar el apetito.[72] ¡Es una magnífica noticia!

FORMAS DE APLICACIÓN: expándelo por medio de un difusor para ayudar a acabar con cualquier actividad microbiana y poner fin a la expansión de la enfermedad. O prueba la *mezcla para difusor para estar alegre y contento* (página 139) con una combinación dinámica de aceites cítricos para mejorar tu estado de ánimo. Si quieres probarlo para combatir los antojos alimentarios, haz la mezcla *inhalador de aromaterapia para detener los antojos* (página 155).

PROPIEDADES: ansiolítico, antibacteriano, antidepresivo, antiinflamatorio, antioxidante, astringente, descongestionante linfático, inmunoestimulante, tónico.

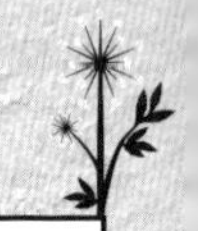

Raíz de angélica *(Angelica glauca)*

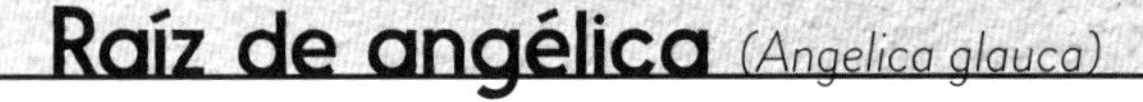

El aceite esencial de raíz de angélica se destila al vapor de las raíces de la planta. En el plano energético, es un remedio para varios tipos de trauma, como el trastorno de estrés postraumático. Este aceite es estimulante desde el punto de vista emocional y ayuda a librarse del pensamiento negativo crónico y de la preocupación constante. Es útil, cuando se está demasiado estresado, para lidiar con la ansiedad y el miedo, y también con la depresión.[73]

PRECAUCIONES: según la IFRA, el aceite esencial de raíz de angélica es fototóxico, y el porcentaje de dilución máximo debería ser siempre inferior al 0,8 % del volumen total.[74] Recomiendo evitar la exposición al sol durante un período de doce a veinticuatro horas si este aceite esencial se aplica en la piel.

USOS: el aceite esencial de raíz de angélica ayuda con los problemas digestivos al contribuir a combatir el malestar estomacal y estimular el apetito cuando se está bajo estrés o lidiando con la ansiedad situacional. Acude a este aceite cuando sientas niveles de estrés inusuales o cuando veas que estás dando demasiadas vueltas a tu situación actual.

FORMAS DE APLICACIÓN: el aceite esencial de raíz de angélica tiene un aroma fuerte, terroso y almizclado, y solo tiene que constituir un pequeño porcentaje de la mezcla general. Debido a sus propiedades fototóxicas potentes, la mejor manera de utilizarlo es la inhalación con un difusor o un inhalador de aromaterapia de aceites esenciales. Este aceite está indicado si se está lidiando con un trauma del pasado.

PROPIEDADES: ansiolítico, anticongestivo, antiespasmódico, antiinfeccioso, carminativo, diurético, emenagogo, estomacal, expectorante, inmunoestimulante, tonifica el sistema nervioso central.

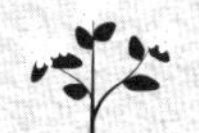

Rododendro *(Rhododendron anthopogon)*

Esta especie de rododendro es diferente de la planta que crece en Estados Unidos. Según la aromaterapeuta Virginia Musacchio, de Stillpoint Aromatics, «el aceite esencial de rododendro es muy potente para trabajar con los problemas energéticos que tienen que ver con el cuarto chakra, es decir, los que afectan al corazón y los pulmones. La hoja es la parte de la planta a través de la cual respira y toma su fuerza vital. Esto nos recuerda que debemos respirar profundamente y vivir plenamente. Los aceites destilados de hojas también nos protegen de la negatividad y potencian la expansión».[75] El aceite esencial de rododendro estimula nuestra eclosión, como si fuésemos flores. Nos ayuda a ser valientes, perseguir nuestras metas y manifestar nuestros deseos. Inhala este aceite para que te ayude a inaugurar el próximo capítulo de tu vida.

PRECAUCIONES: este aceite esencial no presenta contraindicaciones conocidas.

USOS: un estudio realizado con roedores mostró que el rododendro presentaba propiedades adaptógenas y hacía que los animales se mostrasen más resilientes bajo unas determinadas condiciones de estrés.[76] El rododendro es bueno para el sistema endocrino, y su aceite esencial también favorece nuestra resiliencia frente al estrés.

FORMAS DE APLICACIÓN: el aceite esencial de rododendro se puede usar en un difusor o en un inhalador de aromaterapia. Inclúyelo en las mezclas para el cuidado de la piel con el fin de nutrir y equilibrar todo tipo de pieles. Si quieres redescubrir tu lado creativo, prueba a usar la mezcla *aceite de unción para sentirse alegre y feliz* (página 124).

PROPIEDADES: analgésico, ansiolítico, antibacteriano, anticongestivo, antidepresivo, antiespasmódico, antifúngico, antiinflamatorio, antioxidante, inmunoestimulante.

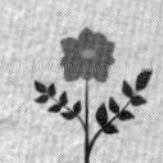

Rosa damascena *(Rosa x damascena)*

El aceite esencial de rosa damascena tiene un aroma a rosa dulce, exquisito y profundo. Si solo pudiese recomendar un aceite esencial para los períodos de pérdida y gran aflicción, sería este. La rosa representa el amor, la pureza y la pasión. Los patrones detallados de los pétalos de rosa y la profundidad y las capas de una flor compleja recuerdan la complejidad y singularidad de nuestro corazón. La delicada rosa nos ayuda a sanar las heridas emocionales.

PRECAUCIONES: según Robert Tisserand y Rodney Young, el porcentaje máximo de aceite esencial de rosa damascena recomendado para aplicaciones en la piel es del 0,6 %.[77]

USOS: el aceite esencial de rosa damascena es bueno para nuestro bienestar general. A menudo cerramos el corazón para protegernos frente al dolor, y este aceite nos ayuda a recuperar la autoestima y fomenta el perdón, tanto hacia nosotros mismos como hacia los demás.

FORMAS DE APLICACIÓN: aplica el aceite esencial de rosa damascena en tu piel siendo muy consciente del porcentaje máximo recomendado para este tipo de aplicación, para evitar cualquier posible irritación. Inhalar este aceite floral celestial es beneficioso, ya sea haciendo vahos o usando un difusor o un inhalador de aromaterapia. Pon un par de gotas de este aceite esencial más el de cardamomo en la bañera o prueba a usar el *aceite corporal para ablandar el corazón* (página 123) durante los períodos de pérdida y aflicción.

PROPIEDADES: afrodisíaco, ansiolítico, antibacteriano, antidepresivo, antiespasmódico, antiinflamatorio, antimicrobiano, antioxidante, astringente, equilibrador hormonal, nervino, sedante, tónico.

Ruh khus (vetiver salvaje) *(Vetiveria zizanioides)*

Se sabe que el aceite esencial de *ruh khus*, también conocido como vetiver salvaje, es beneficioso para las personas que padecen ira, ansiedad y depresión; también para las que son incapaces de concentrarse y para las que son presa de la fatiga, el insomnio y la irritabilidad.[78] También se le llama «el tranquilizante de la naturaleza» y su aroma es intenso, terroso, rico y ligeramente balsámico. Si te gusta el aceite esencial de vetiver, este te encantará.

PRECAUCIONES: por lo que se sabe hasta el momento, no hay que tomar unas precauciones especiales en cuanto a la seguridad con este aceite.

USOS: el aceite esencial de *ruh khus* es habitual en las perfumerías de la India por su aroma rico y terroso y sus propiedades fijadoras. Acude a él para mejorar el olor de cualquier lugar u objeto, como puede ser una bolsa de gimnasio que huela mal. Incluye este aceite esencial en tus mezclas destinadas a combatir la ansiedad y la depresión situacionales para que ayude a reducir la exasperación y la frustración.

FORMAS DE APLICACIÓN: el aceite esencial de *ruh khus* combina bien con el de helicriso o el de lavanda para nutrir la piel inflamada o envejecida. Según mi experiencia clínica, también puede ayudar a tratar las manchas. Pon este aceite en un inhalador de aromaterapia o un difusor para que te ayude a aumentar la concentración y a acabar con tus frustraciones. Para calmar los sentimientos de enojo, haz la mezcla *inhalador de aromaterapia para soltar la ira* (página 126) e inhálala y exhálala.

PROPIEDADES: ansiolítico, antidepresivo, antirreumático, apoya el sistema inmunitario, cicatrizante, desodorante, nervino, sedante.

Salvia romana *(Salvia sclarea)*

El aceite esencial de salvia romana tiene un aroma amaderado, floral, afrutado y ligeramente herbáceo; el principal lugar en el que se cultiva la planta y se destila el aceite es Francia. Este aceite es bueno para nuestras emociones, sobre todo cuando no nos sentimos equilibrados. Acude a él para que te ayude a equilibrar las sensaciones y las emociones de irritabilidad, llanto e incluso melancolía relacionadas con las fluctuaciones hormonales.[79]

PRECAUCIONES: el aceite esencial de salvia romana debería utilizarse con precaución durante el embarazo. Puede inducir una fuerte respuesta de relajación; por lo tanto, asegúrate de saber cómo te afecta antes de tomar una bebida alcohólica o de ponerte al volante.

USOS: el aceite esencial de salvia romana alivia tanto los aspectos emocionales como físicos del ciclo menstrual. Un poco de este aceite mitiga tanto los síntomas del síndrome premenstrual (calambres, dolores de cabeza) como los de la menopausia (sofocos, insomnio, etc.). Si tienes problemas de insomnio, usa este aceite esencial, junto con otros que tengan propiedades sedantes, para dormir bien por la noche.

FORMAS DE APLICACIÓN: pon aceite esencial de salvia romana en un baño aromático cuando te sientas mal. Bastan un par de gotas para que el cuerpo recupere la homeostasis. Podría irte bien mezclar este aceite y el de lavanda con un aceite corporal durante toda la semana anterior a la bajada de estrógeno que prevés para mitigar los síntomas antes de que aparezcan.

PROPIEDADES: ansiolítico, antidepresivo, antiespasmódico, antiinflamatorio, astringente, carminativo, equilibrador hormonal, estomacal, nervino, sedante, tónico, tónico digestivo, tónico uterino, tonifica el sistema nervioso central.

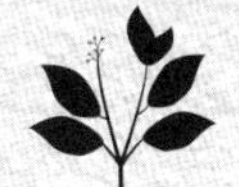

Sándalo australiano *(Santalum spicatum)*

El aroma similar a la vainilla, dulce, resinoso y fuerte del aceite esencial de sándalo australiano tiene una gran capacidad de incrementar nuestro bienestar emocional. Esta variedad de sándalo es bastante sostenible, a diferencia del *Santalum album* de la India. De hecho, en el oeste de Australia se encuentra la mayor plantación sostenible de sándalo del mundo, de casi 1.600.000 kilómetros cuadrados, una extensión que casi triplica la de toda Francia.[80] Este aceite nos da el valor que necesitamos para decir nuestra verdad con amabilidad y compasión a la vez que mantenemos unos límites saludables.

PRECAUCIONES: por lo que se sabe hasta el momento, no hay que tomar unas precauciones especiales en cuanto a la seguridad con este aceite.

USOS: el aceite esencial de sándalo australiano tiene efectos sedantes y es útil contra el estrés y la ansiedad y la depresión situacionales. También ayuda a soltar la tensión nerviosa. El aromaterapeuta Gabriel Mojay escribe que el «aroma suave y amaderado» de este aceite esencial «ayuda a mitigar el pensamiento excesivo incesante y fomenta nuestra realineación con la paz interior y la unidad».[81]

FORMAS DE APLICACIÓN: mezcla el aceite esencial de sándalo australiano en un aceite portador para obtener un aceite de masaje aromático que estimulará la circulación y el drenaje linfático e inducirá calma interior. Pon una gota de aceite esencial de sándalo australiano en un cuenco con agua muy caliente (que esté desprendiendo vapor) e inhala para calmar la tos irritativa. Date un baño poniendo este aceite esencial y el de mandarina roja en el agua de la bañera para realizar un ritual de cuidado personal totalmente sublime. Solo o mezclado con otros aceites esenciales, puede constituir un perfume personal único.

PROPIEDADES: analgésico, ansiolítico, antiespasmódico, antiinflamatorio, antivírico, cicatrizante, nervino, sedante, sedante y tónico para el sistema nervioso central.

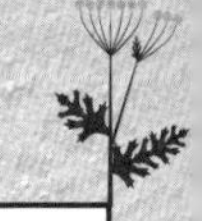

Tanaceto azul *(Tanacetum annum)*

El aceite esencial de tanaceto azul (o hierba lombriguera) se destila al vapor de las flores de cierto arbusto cultivado en campos de Marruecos. También llamado manzanilla marroquí por su aroma fresco, rico y ligeramente herbáceo, este aceite esencial me recuerda a un campo de manzanas. Su intenso color azul se debe al camazuleno que contiene, un componente químico aromático. Este aceite esencial destaca por reducir la preocupación y el pensamiento excesivo; también potencia la paciencia y nos ayuda a saber cuándo tenemos que bajar el ritmo, sintonizarnos y escuchar nuestra sabiduría interior.[82]

PRECAUCIONES: por lo que se sabe hasta el momento, no hay que tomar unas precauciones especiales en cuanto a la seguridad con este aceite. Utilízalo con moderación en tus mezclas en aras de la sostenibilidad. Compra solo la cantidad que pienses usar.

USOS: el aceite esencial de tanaceto azul es útil para las alteraciones emocionales, como la frustración, la agitación y la irritabilidad. Cuando encuentres que se te está acabando la paciencia o te des cuenta de que te estás preocupando o dando vueltas a las cosas más de lo habitual, saca partido de la capacidad que tiene este aceite de apaciguar la mente y ayudar a recuperar la concentración.

FORMAS DE APLICACIÓN: el aceite esencial de tanaceto azul se puede emplear en un difusor en casa o en un inhalador de aromaterapia para llevarlo encima. Solo son necesarias dos gotas en una mezcla general. Este aceite también se puede usar en un baño aromático para tratar la ansiedad situacional. Combínalo con el de lavanda para prepararte para una noche de sueño reparador.

PROPIEDADES: analgésico, ansiolítico, antialérgico, antiasmático, antihistamínico, antiinflamatorio, calmante, cicatrizante, nervino, sedante.

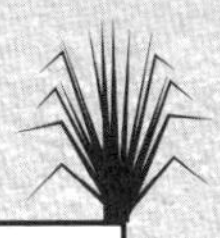

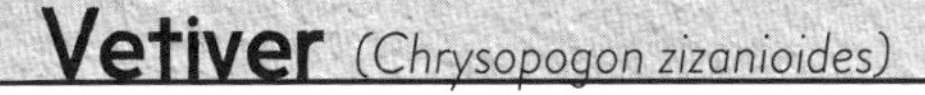

Vetiver *(Chrysopogon zizanioides)*

El aceite esencial de vetiver se destila de las raíces de la planta *Chrysopogon zizanioides* y tiene un aroma único, profundamente rico y terroso. Solo, este aceite puede ser abrumador, pero cuando se combina con habilidad, es agradable y muy efectivo. El aceite esencial de vetiver se promociona como un producto que favorece la concentración, y si bien es cierto que ralentiza la mente hiperactiva, su efecto mágico es que nos ayuda a reconectarnos con nosotros mismos al aportarnos tranquilidad y autoconfianza.

PRECAUCIONES: por lo que se sabe hasta el momento, no hay que tomar unas precauciones especiales en cuanto a la seguridad con este aceite.

USOS: acude al aceite esencial de vetiver si tiendes al perfeccionismo bajo condiciones de estrés. Este aceite te ayudará a recuperar la confianza en ti mismo y a recordar que no pasa nada por cometer errores. Peter Holmes escribe en su libro *Aromatica* que el aceite esencial de vetiver apoya el sistema inmunitario, ayuda a equilibrar las hormonas y contribuye a restablecer la normalidad en el sistema digestivo.[83]

FORMAS DE APLICACIÓN: utiliza el aceite esencial de vetiver en cualquier mezcla para el cuidado de la piel como desodorante o antifúngico, o como una aportación enriquecedora en una mezcla para perfume. Este aceite esencial es maravilloso en un amplio abanico de procedimientos de inhalación y también en un baño aromaterapéutico para relajarnos al final del día. Se utiliza con el de lima y unos cuantos más para fomentar la concentración en la *mezcla para difusor para la hora de hacer la tarea* (página 166).

PROPIEDADES: antibacteriano, antidepresivo, antifúngico, antiinflamatorio, apoya el sistema inmunitario, desodorante, nervino, sedante, tónico.

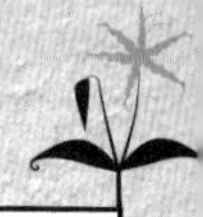

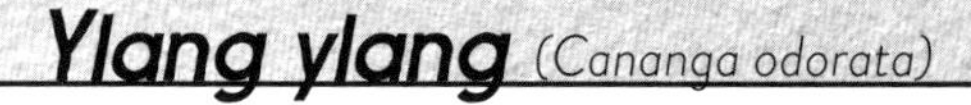

Ylang ylang (*Cananga odorata*)

El aceite esencial de *ylang-ylang* es un aceite extraordinariamente dulce, tropical, afrutado y floral que es ideal para el cuidado de la piel. Algunos lo llaman «el jazmín de los pobres» porque ambos son aceites florales muy embriagadores, si bien los precios son muy diferentes. Escribe Peter Holmes en *Aromatica* que el aceite esencial de *ylang-ylang* se utiliza para los cambios de humor, la tensión nerviosa, el miedo, la baja autoestima y la pérdida de libido, entre otras cosas.[84]

PRECAUCIONES: según los expertos Robert Tisserand y Rodney Young, el máximo porcentaje de dilución para aplicar en la piel el aceite esencial de *ylang-ylang* es del 0,8 %.[85] Una cantidad pequeña de este aceite floral da para mucho; una inhalación excesiva con un difusor puede dar lugar a dolores de cabeza y náuseas.

USOS: acude a este aceite esencial para propiciar la calma, la relajación y el contento. Su aroma embriagador potencia el despertar sexual.

FORMAS DE APLICACIÓN: el aceite esencial de *ylang-ylang* se recomienda por sus propiedades afrodisíacas. Ponlo en un baño caliente o un aceite corporal para gozar de un masaje romántico y relajante. Algunas personas dicen que, además, este aceite esencial, como el de salvia romana, tiene un efecto ligeramente eufórico. ¿Te estás preparando para una cita nocturna? Elabora la *mezcla para difusor para levantar la libido* (página 179).

PROPIEDADES: afrodisíaco, analgésico, ansiolítico, antidepresivo, antiinflamatorio, antiséptico, hipotensor, nervino, sedante, tónico.

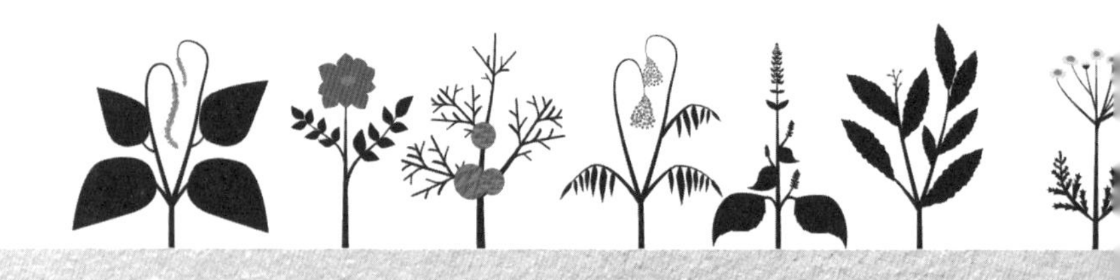

TERCERA PARTE

Fórmulas para el bienestar

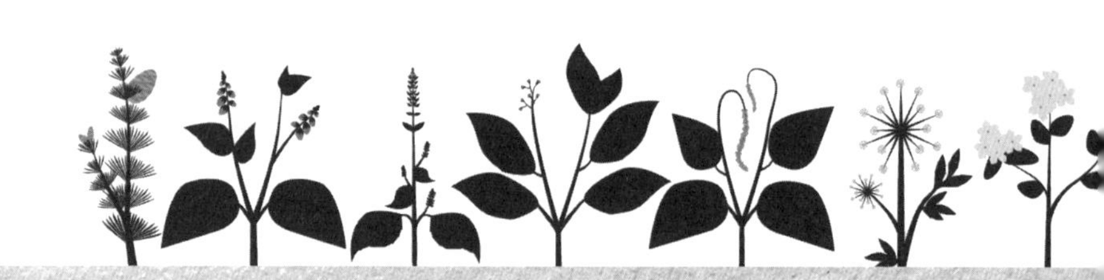

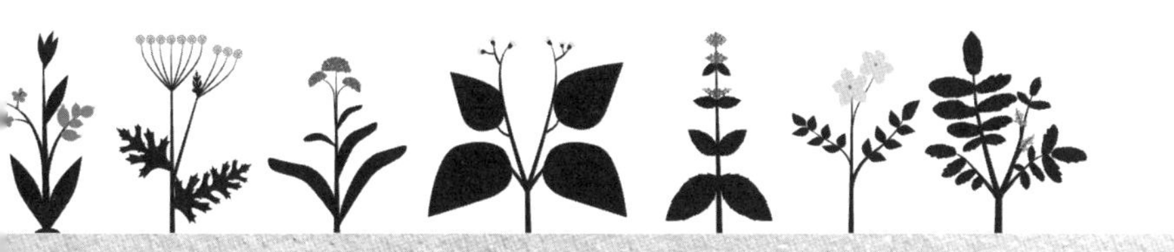

Muchos de los aceites esenciales que presento en este libro tienen un lugar especial en mi corazón porque me han ayudado a aprender y crecer. A ti también te ayudarán en tu camino.

Ahora viene la parte divertida: aprender cómo y cuándo usar los aceites esenciales. Antes de explorar las fórmulas, veremos algunos aspectos básicos del arte de mezclar estos potentes catalizadores de la sanación. Gracias a esta información te sentirás capaz de empezar a utilizar tus aceites con confianza y convicción.

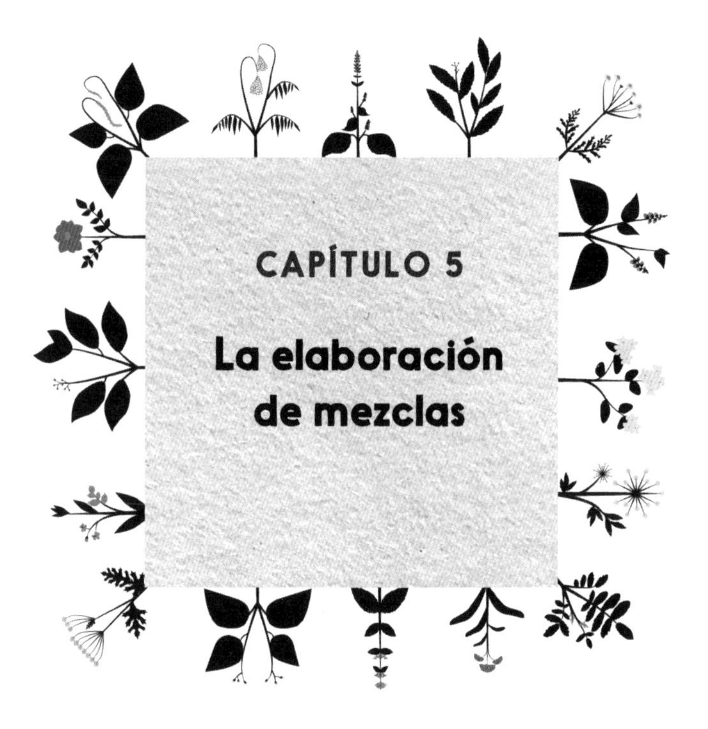

CAPÍTULO 5

La elaboración de mezclas

Tenemos muchas opciones y variaciones disponibles en lo que respecta a la mezcla de aceites esenciales. Una clave importante del éxito es encontrar la sinergia entre ellos. Explicado brevemente, la sinergia es la idea de que el efecto terapéutico de los aceites esenciales combinados será mayor que el de cualquier aceite solo. Este concepto es especialmente significativo cuando hacemos mezclas para el bienestar emocional.

En este capítulo hablaremos de cuándo es apropiado mezclar los aceites esenciales y de las diferencias que hay entre mezclarlos y aplicarlos por capas. También veremos algunos principios adicionales relativos a las mezclas que te será muy útil conocer para utilizar las fórmulas que contiene este libro y para crear las tuyas. Y examinaremos algunas cuestiones de seguridad básicas.

Cuándo mezclar aceites

Los aceites esenciales desencadenan sentimientos viejos y nuevos y tienen una gran capacidad de contribuir a nuestro bienestar emocional. Utilizar aceites esenciales y tiras secantes para perfumes para crear una mezcla terapéutica que huela maravillosamente es una modalidad de arte preciosa. Tus manos y tu sentido del olfato serán cada vez más capaces con la práctica, y con el tiempo llegarás a saber, instintivamente, cómo olerá una determinada mezcla incluso antes de juntar los aceites.

Si te sientas con cada aceite individual antes de comenzar a mezclarlos, te será más fácil distinguir cómo te afectarán y si te gustan o no. No tienes por qué ser un experto en mezclas para empezar; todo lo que necesitas son las herramientas adecuadas y estar atento a las cuestiones relativas a la seguridad.

Mezclar aceites esenciales para favorecer el bienestar emocional presenta muchos beneficios. Por ejemplo, si necesitas una mezcla para calmar la mente pero también para despertarte, puedes hacerla combinando varios aceites esenciales. Dos ejemplos son el *inhalador de aromaterapia para gozar de un buen estado de ánimo* (página 135), cuyo uso es seguro a partir de los cinco años de edad, y la *mezcla para* roll-on *«sé optimista»* (página 132), que está pensada específicamente para los niños.

Otra gran razón por la que mezclar aceites esenciales es el aroma. Algunos de los aceites esenciales más potentes se incluyen en cantidades pequeñas a las mezclas para poder cosechar sus beneficios terapéuticos sin vernos abrumados por su olor.

Hay ocasiones en las que utilizo un solo aceite esencial en lugar de una mezcla. Por ejemplo, a veces agarro una botella del de lavanda e inhalo su aroma floral embriagador cuando no tengo tiempo de mezclar aceites para satisfacer mi necesidad inmediata. También puede ser que agarre el aceite esencial de helicriso con una mano y la cera de jojoba con la otra después de darme un golpe en un dedo del pie para aliviar el dolor y evitar que se forme un hematoma.

Pero en general las mezclas nos prestan un servicio mucho mejor que los aceites individuales.

Es una buena idea que hagas algunas «mezclas maestras» con antelación para tenerlas a tu disposición cuando las necesites.

Veamos ahora algunos principios básicos relativos a las mezclas y examinemos algunos aspectos importantes en cuanto a la seguridad.

Principios para mezclar aceites esenciales

Un primer paso importante para comprender e identificar los aceites esenciales es conocer las tres categorías de notas: altas, medias y bajas (o fijadoras).

Los aceites esenciales que se dice que tienen una *nota alta* suelen ser los aceites cítricos. Las notas altas suelen corresponder a los primeros aromas que se perciben en una mezcla, pero también son los aromas que se evaporan más rápido. Se podría decir que aparecen tan deprisa como se van.

De las notas medias se dice que son el corazón o el centro de una mezcla de aromaterapia. Estos aromas duran un poco más que los de los aceites de nota alta en una tira secante para perfumes o en la piel.

Las notas bajas son las que llamo «fijadoras», porque corresponden a los aromas que permanecen más tiempo. Si el aceite es lo bastante viscoso (espeso), como ocurre con los aceites esenciales de madera de Buda, de vetiver y de *ruh khus*, mantendrá las notas medias y altas un poco más de tiempo.

Lo ideal es que toda mezcla que hagas contenga un aceite de cada categoría de notas por lo menos. De otro modo ocurriría, por ejemplo, que si un aceite de masaje no contuviese una nota baja o fijadora, el aroma permanecería muy poco tiempo.

Mezclar según las notas de los aceites esenciales no es un requisito, pero las mezclas estarán equilibradas en cuanto al aroma y el efecto terapéutico si procedemos de esta manera. Pongamos el *inhalador de aromaterapia para aliviar la ansiedad* (página 116) a modo de ejemplo. Esta mezcla requiere cinco gotas de aceite esencial de naranja dulce, tres gotas de aceite esencial de sándalo australiano, tres gotas de aceite esencial de incienso, tres gotas de aceite esencial de palo santo y una gota de aceite esencial de neroli. Si se pusiesen más de tres gotas de aceite esencial de neroli en esta mezcla, el aroma de todos los demás aceites se vería eclipsado. El mismo concepto es aplicable a aceites como el esencial de manzanilla romana, el esencial de *ylang-ylang* o el absoluto de jazmín.

Cuando estés preparado para realizar tu primera mezcla, asegúrate de tener a mano la tabla de diluciones (página 45). Esta tabla será una gran herramienta de referencia para ti tanto para hacer las mezclas que se exponen en este libro como para crear las tuyas propias.

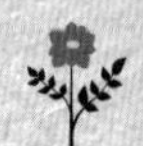

Aplicación por capas

En la sinergia entre aceites esenciales, la mezcla de aceites da lugar a un resultado superior al que proporciona cada aceite individualmente. Existe también otra técnica para aplicar los aceites esenciales, llamada aplicación por capas. En este caso, añadimos aceites a la piel uno tras otro en lugar de haber mezclado varios de ellos en un aceite portador. Hay quienes sostienen la teoría de que permitir que cada aceite esencial sea absorbido a su propio ritmo presenta ciertos beneficios.

Personalmente, no creo que añadir aceites esenciales uno tras otro de esta manera sea perjudicial, pero tampoco creo que presente más beneficios que mezclarlos. Sabemos que cuanto más tiempo permanece en contacto con la piel un aceite esencial, mejor es la absorción. Esta es una de las razones por las que son tan importantes los aceites portadores de origen vegetal: nos interesa que los aceites esenciales permanezcan en la piel en lugar de que se evaporen rápidamente. Los componentes de los aceites esenciales son absorbidos por la piel con una rapidez diferente según el tamaño y la estructura de sus moléculas. Tanto si aplicamos un solo aceite esencial como si aplicamos una mezcla, estos componentes son absorbidos y se incorporan al torrente sanguíneo a ritmos distintos, por lo que aplicarlos por capas no presenta ventajas medibles o sustanciales.

Por este motivo, la idea es que todos los aceites esenciales que forman parte de las fórmulas que se presentan en el siguiente capítulo se utilicen a la vez, integrando una mezcla o sinergia de aceites.

Pautas de seguridad

Antes de explorar las «100 mezclas para el bienestar» (capítulo seis), recuerda siempre estas cuestiones relativas a la seguridad:

Bebés y niños. Algunos aceites esenciales son lo bastante suaves como para que puedan beneficiarse de ellos los bebés a partir de los tres meses de edad; pueden aplicarse sin riesgos a su piel siempre que estén muy diluidos. En general, los niños de dos años y mayores de esta edad pueden beneficiarse de una mayor cantidad de aceites esenciales, aplicados por vía tópica.

Inhaladores para los niños. En promedio, la edad recomendada para el uso de inhaladores de aromaterapia es a partir de los cinco años. Los inhaladores constituyen un procedimiento de inhalación más directo, mientras que los difusores están asociados a la inhalación pasiva y son más apropiados para los niños pequeños. Por favor, sé prudente.

Baños con aceites para los niños. En general, la edad a partir de la cual recomiendo utilizar los aceites esenciales en el agua del baño es a partir de los cinco años. Si tu hijo aún se mete juguetes en la boca y hay la posibilidad de que trague agua, te recomiendo que esperes para usar aceites en la bañera.

Períodos de difusión. El tiempo de difusión (propagación del aceite desde un difusor) para un adulto sano tiene que ser de entre treinta y sesenta minutos. Recomiendo períodos más cortos para los niños, de entre diez y quince minutos. Para evitar la sobreexposición, deja pasar un tiempo después de que, agotado el tiempo indicado en el temporizador, la unidad se apague, antes de encenderla de nuevo.

Uso durante el embarazo. Como recomendación general, debería evitarse el uso de los aceites esenciales durante el primer trimestre del embarazo, a menos que se actúe bajo la guía de un aromaterapeuta cualificado. Si se te considera una persona de alto riesgo, deberías evitar completamente los aceites esenciales durante esta etapa.

Otro factor que se debe considerar a la hora de hacer mezclas es que conviene saber para qué aceites se recomiendan diluciones máximas o qué aceites tienen componentes fototóxicos, según las directrices de la Asociación Internacional de Fragancias (IFRA). Cuando hagas una mezcla con el objetivo de aplicarla en la piel, tienes que sacar la calculadora y asegurarte de seguir estas recomendaciones en cuanto a la seguridad. Entre las mezclas que presento en el capítulo seis, las hay que incluyen aceites que presentan requisitos de seguridad; lo he tenido en cuenta en las fórmulas, que se mantienen dentro de los parámetros recomendados.

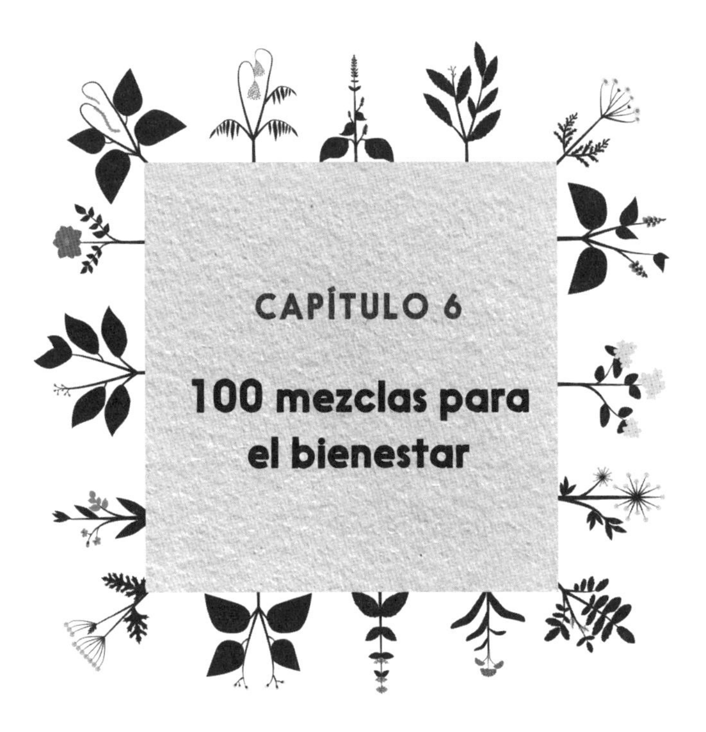

CAPÍTULO 6

100 mezclas para el bienestar

Puedes utilizar los aceites esenciales de varias maneras para que propicien tu bienestar emocional. He seleccionado muchas mezclas, para que abarquen algunos de los problemas más comunes. Al haber cien fórmulas, seguro que encontrarás algo para la mayoría de las situaciones. Se incluyen mezclas que han sido concebidas específicamente para los niños; algunas de ellas tienen nombres divertidos.

Este capítulo está dividido en varios apartados, como «Ansiedad», «Depresión», «Estado de ánimo» o «Estrés». Además de las mezclas en las que participan mis cincuenta mejores aceites esenciales para el bienestar emocional, encontrarás un conjunto único de fórmulas para el cuidado personal y mezclas adicionales para equilibrar los chakras. Las mezclas maestras pueden hacerse en cantidades mayores y almacenarse para usos futuros. También se incluye la información pertinente relativa a la seguridad cuando es necesario.

(Nota del traductor: En varias fórmulas se incluyen cantidades en mililitros con decimales. Este grado de precisión corresponde a la conversión de las medidas estadounidenses, que se expresan con los términos ounce *'onza',* teaspoon *'cucharadita',* tablespoon *'cucharada' y* cup *'taza'. Tal vez el lector, empleando sus propios conocimientos o consultando con un aromaterapeuta, querrá redondear estas cantidades, bajo su responsabilidad. O podría serle útil adquirir instrumentos de medición estadounidenses. Es fácil encontrar estas herramientas en Internet; introduce en el buscador cucharas medidoras americanas y tazas medidoras americanas. En relación con estos utensilios, recuerda esta recomendación que hacía la autora en el capítulo uno: «Cuando compres cuencos para mezclar y tazas medidoras, procura que sean de vidrio o acero inoxidable»).*

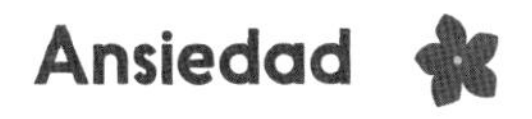

Ansiedad

ACEITE CORPORAL PARA APACIGUAR EL AURA

USO TÓPICO SEGURO — A partir de los 2 años de edad

Este es un aceite corporal maravilloso, especialmente cuando se aplica al salir de la ducha o justo antes de acostarse por la noche. Los cuatro aceites trabajan juntos en sinergia para dejarnos en un estado de mucha paz y contento. Si sientes ansiedad al irte a dormir, el aceite esencial de jara pringosa contenido en esta mezcla hará mucho para despejar tu cabeza y ayudarte a sumergirte en tu cuerpo. El aceite esencial de nardo calma y relaja el corazón y la mente.

- 4 gotas de aceite esencial de naranja dulce
- 2 gotas de aceite esencial de jara pringosa
- 2 gotas de aceite esencial de sándalo australiano
- 1 gota de aceite esencial de nardo
- 1 onza (29,6 ml) de cera de jojoba

1. Mezcla los aceites esenciales con la cera de jojoba en un recipiente de vidrio.
2. Aplica el ungüento a la piel según sea necesario, en forma de masaje. Guarda en un lugar fresco el contenido sobrante.

BOMBA DE BAÑO EFERVESCENTE PARA DESPEJARSE Y SERENARSE

USO TÓPICO — Segura a partir de los 5 años de edad

Esta mezcla de aceites esenciales contiene unas notas florales y afrutadas suaves. Relájate en este baño aromático para levantar el ánimo y disfrutar de una profunda sensación de calma.

- 1 taza (236,6 ml) de bicarbonato de sodio
- ½ taza (118,3 ml) de ácido cítrico
- ½ taza (118,3 ml) de polvo de arrurruz
- 2 ¼ cucharadas (33,3 ml) de aceite de semilla de uva
- 6 gotas de aceite esencial de salvia romana
- 6 gotas de aceite esencial de naranja dulce
- 2 gotas de aceite esencial de manzanilla del Cabo
- ¾ de cucharada (11,1 ml) de agua destilada

1. En un cuenco, mezcla el bicarbonato de sodio, el ácido cítrico y el polvo de arrurruz.
2. En otro recipiente mezcla el aceite de semilla de uva, los aceites esenciales y el agua.
3. Procediendo con lentitud, incorpora los ingredientes húmedos a los ingredientes secos, removiendo hasta que todo quede bien mezclado. Puedes formar las bolas efervescentes (las bombas) con las manos, pero es más fácil y divertido utilizar moldes de acero inoxidable o de silicona.
4. Deja reposar las bolas para que se sequen y se endurezcan.
5. Utiliza una bola cada vez dejándola caer en el agua cuando ya estés en la bañera.

ESPRAY PARA RESPIRAR TRANQUILO Y PERSEVERAR

INHALACIÓN PASIVA — Seguro a partir de los 2 años de edad

Acude a este aerosol para habitaciones terroso a la vez que ligero y fresco cuando te sientas abrumado, cuando estés tratando de olvidar un suceso duro de tu pasado o tu presente, o cuando te estés preparando para soltar un enojo profundamente arraigado y necesites un poco de ayuda. Con su hermoso color azul, el aceite esencial de milenrama tiene un aroma herbáceo que puede ayudarte a superar una experiencia traumática. La combinación de los aceites esenciales de lima, mandarina roja y pachuli te ayuda a conectarte a tierra mientras te proporciona un aroma cítrico delicioso. El alcohol que incluye la fórmula ayuda a que los aceites se disuelvan en el agua, impidiendo así que grandes gotas de aceite manchen la ropa de cama o la alfombra.

- 3 gotas de aceite esencial de milenrama
- 3 gotas de aceite esencial de lima
- 3 gotas de aceite esencial de pachuli
- 3 gotas de aceite esencial de mandarina roja
- 1 botella de espray de vidrio de 60 ml
- ½ onza (14,8 ml) de alcohol de 95 grados o alcohol de perfumería
- Agua destilada

1. Pon los aceites esenciales dentro de la botella.
2. Añade el alcohol.
3. Llena el resto de la botella con agua destilada.
4. Ponle la etiqueta y guárdala en un lugar fresco.

INHALADOR DE AROMATERAPIA PARA ALIVIAR LA ANSIEDAD

INHALACIÓN DIRECTA — Seguro a partir de los 5 años de edad

Elegí cuidadosamente esta mezcla de aceites, basándome en su efecto terapéutico y en el resultado aromático. Los aceites esenciales de incienso, palo santo y sándalo australiano son ricos, terrosos y enraizadores, por lo que facilitan la estabilización del estado de ánimo, y tienen una capacidad única de reducir el pensamiento catastrófico que suele estar en el origen de la ansiedad. El aceite esencial de naranja dulce tiene un dulzor aliviador que completa la sinergia. Utiliza esta mezcla para que te ayude a encontrar tu camino cuando lo necesites.

4 pipetas de plástico
5 gotas de aceite esencial de naranja dulce
3 gotas de aceite esencial de incienso
3 gotas de aceite esencial de palo santo
3 gotas de aceite esencial de sándalo australiano
1 gota de aceite esencial de neroli
1 inhalador de aromaterapia

1. Usando las pipetas, pon los aceites esenciales en la mecha de algodón del inhalador y cierra bien la tapa.
2. Lleva el inhalador contigo. Abre la tapa e inhala despacio varias veces para aliviar la ansiedad cuando lo necesites.

INHALADOR DE AROMATERAPIA PARA DEJAR DE PENSAR EN EXCESO

INHALACIÓN DIRECTA — Seguro a partir de los 5 años de edad

La sinergia que se crea en esta mezcla está pensada para aliviar la tensión nerviosa y calmar la mente. El aceite esencial de *petitgrain* es especialmente útil para apaciguar la mente cuando está sobrecargada, y el de cedro del Atlas nos ayuda a concentrarnos cuando necesitamos completar una tarea. Si hay momentos en los que tu cerebro no puede dejar de correr en todas las direcciones, acude a este inhalador de aromaterapia para apaciguarlo.

- 4 pipetas de plástico
- 5 gotas de aceite esencial de sándalo australiano
- 4 gotas de aceite esencial de *petitgrain*
- 3 gotas de aceite esencial de cedro del Atlas
- 3 gotas de aceite esencial de lima
- 1 inhalador de aromaterapia

1. Usando las pipetas, pon los aceites esenciales en la mecha de algodón del inhalador y cierra bien la tapa.
2. Lleva el inhalador contigo. Abre la tapa e inhala despacio varias veces para tranquilizar el pensamiento acelerado cuando lo necesites.

MEZCLA PARA DIFUSOR PARA PERDER EL MIEDO

INHALACIÓN PASIVA — Segura a partir de los 2 años de edad

Escribe Gabriel Mojay en su libro *Aromatherapy for Healing the Spirit* que el aceite esencial de geranio puede ser útil contra los desequilibrios emocionales y físicos que se manifiestan como estrés, inquietud o miedo: «Combinados, el aceite esencial de geranio y el de naranja sirven para apaciguar el deseo y aliviar la frustración».[1] El aceite esencial de naranja dulce y el de geranio se combinan con pequeñas cantidades de los aceites esenciales de sándalo australiano e *ylang-ylang* para dar lugar a una sinergia que te ayudará a abordar tus miedos de frente.

- 4 gotas de aceite esencial de naranja dulce
- 3 gotas de aceite esencial de geranio
- 2 gotas de aceite esencial de sándalo australiano
- 1 gota de aceite esencial de *ylang-ylang*

Pon los aceites esenciales en tu difusor favorito según las instrucciones del fabricante. Utiliza esta mezcla cuando sea necesario. Sigue las pautas para una difusión segura.

MEZCLA PARA DIFUSOR PARA TENER FE

INHALACIÓN PASIVA — Segura a partir de los 3 meses de edad

El aceite esencial de jara pringosa destacará en esta mezcla para difusor con su intenso aroma cítrico y dulce, y te ayudará a tener fe en que todo saldrá bien durante los momentos más difíciles de tu vida. Los aceites esenciales de naranja dulce y bergamota son ansiolíticos potentes que ayudan a reducir la ansiedad situacional y aportan una sensación de contento en el presente. Por último, el aceite esencial de sándalo australiano, con su aroma dulce y amaderado, es el fijador de esta mezcla y te ayudará a mantenerte conectado a tierra. Seguro que esta mezcla será una de tus favoritas.

- 4 gotas de aceite esencial de naranja dulce
- 2 gotas de aceite esencial de bergamota
- 2 gotas de aceite esencial de jara pringosa
- 2 gotas de aceite esencial de sándalo australiano

Pon los aceites esenciales en tu difusor favorito según las instrucciones del fabricante. Utiliza esta mezcla cuando sea necesario. Sigue las pautas para una difusión segura.

SOLO PARA NIÑOS

BOMBA DE DUCHA «¡QUÉ DÍA MÁS FELIZ!» (MEZCLA MAESTRA)

INHALACIÓN PASIVA — Segura a partir de los 2 años de edad

Una bomba de ducha es una gran alternativa a un baño aromático. Esta te despertará y pondrá una sonrisa en tu cara.

- 1 botella de vidrio oscuro de 5 ml
- 15 gotas de aceite esencial de limón
- 10 gotas de aceite esencial de pomelo
- 10 gotas de aceite esencial de bergamota
- 5 gotas de aceite esencial de pimienta negra
- 1 taza (236,6 ml) de bicarbonato de sodio
- ½ taza (118,3 ml) de sal marina
- 2 cucharaditas (9,8 ml) de agua
- Tus moldes de silicona favoritos

1. Combina los aceites esenciales en la botella de vidrio para hacer una mezcla maestra. Guárdala en un lugar fresco hasta el momento de usarla.
2. Mezcla el bicarbonato de sodio y la sal marina en un cuenco pequeño.
3. Añade el agua poco a poco, hasta conseguir la consistencia de la arena húmeda.
4. Presiona la mezcla en moldes para que se seque y se endurezca.
5. Añade entre cinco y siete gotas de la mezcla maestra a una bomba de ducha justo antes de que estés listo para usarla.

INHALADOR DE AROMATERAPIA PARA DARLE UN BESO DE DESPEDIDA AL AGOBIO

INHALACIÓN DIRECTA Seguro a partir de los 5 años de edad

Esta mezcla se usó en un estudio de investigación publicado en 2012 en *Evidence-Based Complementary and Alternative Medicine.*[2] En dicho estudio se vio que los cuatro aceites que componen esta mezcla reducían la presión sanguínea y la hormona del estrés cortisol en pacientes femeninas, lo cual hacía que fuesen útiles para combatir el estrés y la ansiedad situacionales.

- 4 pipetas de plástico
- 9 gotas de aceite esencial de lavanda
- 3 gotas de aceite esencial de mejorana dulce
- 2 gotas de aceite esencial de *ylang-ylang*
- 1 gota de aceite esencial de neroli
- 1 inhalador de aromaterapia

1. Usando las pipetas, pon los aceites esenciales en la mecha de algodón del inhalador y cierra bien la tapa.
2. Lleva el inhalador contigo. Abre la tapa e inhala despacio varias veces, según necesites.

MEZCLA PARA DIFUSOR PARA DEJAR DE FRUNCIR EL CEÑO

INHALACIÓN PASIVA — Segura a partir de los 3 meses de edad

¿Tienes un hijo al que le cuesta despertarse por las mañanas? Esta mezcla puede ayudar a abordar el mal humor al despertar o los estallidos de ira ocasionales. Los aceites esenciales pueden centrarnos lo suficiente como para que veamos la calma a través de la tormenta. Esta mezcla es cálida y reconfortante, con su aroma resinoso y floral y sus matices cítricos. Los *hippies* de la década de 1960 habían descubierto algo sobre el aceite esencial de pachuli, el cual, si se combina bien con los aceites esenciales de naranja dulce y neroli, da lugar a una sinergia realmente divina.

- 6 gotas de aceite esencial de naranja dulce
- 2 gotas de aceite esencial de pachuli
- 1 gota de aceite esencial de bálsamo de copaiba
- 1 gota de aceite esencial de neroli

Pon los aceites esenciales en tu difusor favorito según las instrucciones del fabricante. Utiliza esta mezcla cuando sea necesario. Sigue las pautas para una difusión segura.

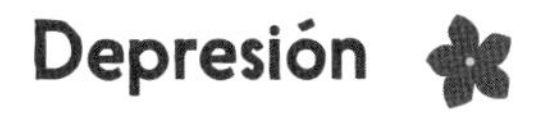

Depresión

ACEITE CORPORAL PARA ABLANDAR EL CORAZÓN

USO TÓPICO — Seguro a partir de los 2 años de edad

Los aspectos aliviadores y enraizadores de los aceites esenciales de incienso y mirra calman y asientan el corazón; aportan una sensación de equilibrio a los tiempos difíciles. El aceite esencial de nardo está incorporado a esta sinergia a conciencia para que ayude a soltar el pasado. El aceite esencial de rosa damascena abre el corazón, elimina la inseguridad y el juicio y ayuda a estimular sentimientos de amor por uno mismo y de perdón.

3 gotas de aceite esencial de incienso
2 gotas de aceite esencial de mirra
2 gotas de aceite esencial de rosa damascena
2 gotas de aceite esencial de nardo
1 gota de aceite esencial de lima
1 onza (29,6 ml) de cera de jojoba

1. Mezcla los aceites esenciales con la cera de jojoba en un recipiente de vidrio.
2. Aplica el ungüento a la piel según sea necesario, untando los chakras o masajeándola como lo harías con una mezcla hidratante. Guarda en un lugar fresco el contenido sobrante.

ACEITE DE UNCIÓN PARA SENTIRSE ALEGRE Y FELIZ

USO TÓPICO — Seguro a partir de los 2 años de edad

Aunque los aceites que componen esta mezcla son seguros para los niños de dos años y mayores de esta edad, esta mezcla en particular está pensada para los adultos. La combinación del sensual y radiante aceite esencial de davana con el dulzor del aceite esencial de naranja dulce y unos matices florales claros hace que esta mezcla sea útil en los períodos de ansiedad y depresión situacionales.

- 3 gotas de aceite esencial de davana
- 3 gotas de aceite esencial de naranja dulce
- 2 gotas de aceite esencial de salvia romana
- 1 gota de aceite esencial de rododendro
- 1 onza (29,6 ml) de cera de jojoba

1. Mezcla los aceites esenciales con la cera de jojoba en un recipiente de vidrio.
2. Aplica el ungüento a la piel según sea necesario, untando los chakras o masajeando la piel como lo harías con una mezcla hidratante. Guarda en un lugar fresco el contenido sobrante.

INHALADOR DE AROMATERAPIA A BASE DE ACEITES CÍTRICOS PARA LEVANTAR EL ÁNIMO

INHALACIÓN DIRECTA — Seguro a partir de los 5 años de edad

Solo hay aceites esenciales cítricos en esta alegre mezcla para inhalador de aromaterapia que gustará a todos los miembros de la familia, sin duda. Un día gris, no haber dormido lo suficiente o sentirse de mal humor son buenas razones por las que acudir a esta sinergia para inhalador con el fin de levantar el ánimo. Otra opción es que pongas esta mezcla en tu difusor favorito y llenes la casa de buenas vibraciones.

- 4 pipetas de plástico
- 5 gotas de aceite esencial de limón
- 4 gotas de aceite esencial de bergamota
- 3 gotas de aceite esencial de mandarina roja
- 3 gotas de aceite esencial de naranja dulce
- 1 inhalador de aromaterapia

1. Usando las pipetas, pon los aceites esenciales en la mecha de algodón del inhalador y cierra bien la tapa.
2. Lleva el inhalador contigo. Abre la tapa e inhala despacio varias veces para mejorar tu estado de ánimo cuando lo necesites.

INHALADOR DE AROMATERAPIA PARA SOLTAR LA IRA

INHALACIÓN DIRECTA — Seguro a partir de los 5 años de edad

El aceite esencial de bergamota es el ingrediente principal en esta mezcla para inhalar por la capacidad que tiene de aliviar la mente de la fatiga mental y emocional causada por la ira, la confusión y el estrés. La combinación de los aceites esenciales de jara pringosa, rosa damascena y *ruh khus* ayuda a mantener la calma y el equilibrio durante un suceso o un cataclismo emocionales, o después de dicho suceso o cataclismo. Cuando estés enojado o sientas que el mundo te ha impuesto más de lo que puedes manejar, acude a esta sinergia para empezar a trabajar con tus emociones.

4 pipetas de plástico
8 gotas de aceite esencial de bergamota
3 gotas de aceite esencial de jara pringosa
2 gotas de aceite esencial de rosa damascena
2 gotas de aceite esencial de *ruh khus*
1 inhalador de aromaterapia

1. Usando las pipetas, pon los aceites esenciales en la mecha de algodón del inhalador y cierra bien la tapa.
2. Lleva el inhalador contigo. Abre la tapa e inhala despacio varias veces, según necesites.

MEZCLA PARA DIFUSOR «SALDRÁ EL SOL»

INHALACIÓN PASIVA Segura a partir de los 3 meses de edad

Esta sinergia tiene un aroma único: herbáceo, picante y cítrico con un toque floral embriagador. El aceite esencial de naranja dulce y el de tanaceto azul combinan bastante bien, y el de pimienta rosa añade un toque refrescante a la mezcla. Cuando añadimos un poquito de aceite absoluto de jazmín, el efecto es estimulante y transformador, sin ser abrumador. Te reto a que no sonrías después de estar sentado un rato con esta mezcla.

- 5 gotas de aceite esencial de naranja dulce
- 2 gotas de aceite esencial de tanaceto azul
- 2 gotas de aceite esencial de pimienta rosa
- 1 gota de aceite absoluto de jazmín

Pon los aceites en tu difusor favorito según las instrucciones del fabricante. Utiliza esta mezcla cuando sea necesario. Sigue las pautas para una difusión segura.

MEZCLA PARA DIFUSOR PARA ENCONTRAR ALIVIO Y CONSUELO (MEZCLA MAESTRA)

INHALACIÓN PASIVA — Segura a partir de los 3 meses de edad

Los aceites esenciales de sándalo australiano y vetiver nutren emocionalmente y proporcionan alivio; ayudan a calmar la irritabilidad y la agitación. Además de estos aceites esenciales tan potentes para el bienestar mental hay también, en la mezcla, el de mandarina roja y el aceite absoluto de jazmín, para las épocas en que nos sentimos vulnerables y frágiles; obtenemos, así, consuelo y esperanza. Además, el aceite esencial de mandarina roja nos recuerda que es importante que nos cuidemos. Pon esta sinergia en tu difusor para que ayude a incrementar la confianza y potencie el pensamiento positivo.

- 1 botella de vidrio oscuro de 5 ml
- 20 gotas de aceite esencial de mandarina roja
- 10 gotas de aceite esencial de sándalo australiano
- 6 gotas de aceite esencial de vetiver
- 4 gotas de aceite absoluto de jazmín

1. Combina los aceites en la botella de vidrio para hacer una mezcla maestra. Guárdala en un lugar fresco hasta el momento de usarla.
2. Pon la mezcla en tu difusor favorito según desees y según las instrucciones del fabricante. Sigue las pautas para una difusión segura.

SALES DE BAÑO PARA INSPIRAR ESPERANZA (MEZCLA MAESTRA)

USO TÓPICO — Seguras a partir de los 5 años de edad

Los aceites esenciales de esta mezcla son seguros para los niños a partir de los cinco años de edad, pero esta sinergia está dirigida a niños mayores y adultos. Esta mezcla está destinada a que reafirmes tu fe en tu situación vital; te ayudará a ser más optimista a la vez que fortaleces tu sistema nervioso. El aceite esencial de abeto negro es fundamental para apoyar y equilibrar el sistema endocrino, según el aromaterapeuta pionero Kurt Schnaubelt.[3] Si comienzas a sentirte agotado a causa del estrés y el desgaste, incorpora el aceite esencial de abeto negro a tus actividades rutinarias de cuidado personal.

- 1 botella de vidrio oscuro de 5 ml
- 15 gotas de aceite esencial de lavanda
- 10 gotas de aceite esencial de salvia romana
- 8 gotas de aceite esencial de mirra
- 7 gotas de aceite esencial de abeto negro
- 1 cucharada (14,8 ml) de aceite portador
- 1 taza (236,6 ml) de sales de Epsom (opcional)
- ½ taza (118,3 ml) de crema de coco entera (opcional)

1. Combina los aceites esenciales en la botella de vidrio para hacer una mezcla maestra. Guárdala en un lugar fresco hasta el momento de usarla.
2. Mezcla entre cinco y siete gotas de la mezcla maestra con el aceite portador y añade este contenido a las sales de Epsom, si las usas, o directamente al agua en la que te vas a bañar. Si utilizas la crema de coco, añádela al agua del baño en último lugar.

SOLO PARA NIÑOS

INHALADOR DE AROMATERAPIA «TEN FE»

INHALACIÓN DIRECTA — Seguro a partir de los 5 años de edad

Esta mezcla de aceites esenciales está pensada para los niños específicamente. Cuando tu hijo esté pasando por un momento difícil, ya sea debido al estrés, la ansiedad o la depresión situacional, esta mezcla le será muy útil. Con este inhalador de aromaterapia, puedes consolarlo mientras inhala la energía sanadora. Con tu ayuda, sabrá que todo va a estar bien.

- 4 pipetas de plástico
- 6 gotas de aceite esencial de mandarina roja
- 6 gotas de aceite esencial de naranja dulce
- 2 gotas de aceite esencial de sándalo australiano
- 1 gota de aceite esencial de *ylang-ylang*
- 1 inhalador de aromaterapia

1. Usando las pipetas, pon los aceites esenciales en la mecha de algodón del inhalador y cierra bien la tapa.
2. Lleva el inhalador contigo. Abre la tapa e inhala despacio varias veces, según necesites.

MEZCLA PARA BAÑO PARA DEJAR QUE TODO SE VAYA (MEZCLA MAESTRA)

USO TÓPICO — Segura a partir de los 5 años de edad

A tus hijos les encantará esta mezcla para baño. Tiene todo lo necesario para inducir relajación al final de un día de mucha actividad y asegurar, así, una noche de sueño reparador. Los aceites esenciales de menta bergamota, lavanda y neroli son muy sedantes y favorecen mucho el bienestar. La pequeña cantidad de aceite esencial de rosa damascena que contiene esta mezcla maestra acaba de darle un toque muy agradable al aroma, sin imponerse.

- 1 botella de vidrio oscuro de 5 ml
- 20 gotas de aceite esencial de menta bergamota
- 10 gotas de aceite esencial de lavanda
- 7 gotas de aceite esencial de neroli
- 3 gotas de aceite esencial de rosa damascena
- 1 cucharada (14,8 ml) de aceite portador
- 1 taza (236,6 ml) de sales de Epsom (opcional)
- ½ taza (118,3 ml) de crema de coco entera (opcional)

1. Combina los aceites esenciales en la botella de vidrio para hacer una mezcla maestra. Guárdala en un lugar fresco hasta el momento de usarla.
2. Mezcla entre cinco y siete gotas de la mezcla maestra con el aceite portador y añade este contenido a las sales de Epsom, si las usas, o directamente al agua de la bañera. Si utilizas la crema de coco, añádela al agua en último lugar.

MEZCLA PARA *ROLL-ON* «SÉ OPTIMISTA» (MEZCLA MAESTRA)

USO TÓPICO — Segura a partir de los 2 años de edad

Tus hijos adorarán esta mezcla, pensada especialmente para ellos. Es una combinación sublime de aceites esenciales cítricos reparadores y estimulantes. Esta sinergia puede restablecer la actitud positiva de cualquiera en los días tristes y nublados.

- 1 botella de vidrio oscuro de 5 ml
- 1 pipeta de plástico
- 10 gotas de aceite esencial de limón
- 5 gotas de aceite esencial de davana
- 5 gotas de aceite esencial de pomelo
- 5 gotas de aceite esencial de lavanda
- 5 gotas de aceite esencial de lima
- 5 gotas de aceite esencial de mandarina roja
- 5 gotas de aceite esencial de naranja dulce
- 1 botella *roll-on* de vidrio ámbar o vidrio de cobalto de 10 ml
- 9 ml aprox. de aceite portador

1. Combina los aceites esenciales en la botella de vidrio para hacer una mezcla maestra. Guárdala en un lugar fresco hasta el momento de usarla.
2. Pon seis gotas de la mezcla maestra en la botella *roll-on*.
3. Llena el resto de la botella con el aceite portador, dejando espacio suficiente en la parte de arriba para la bola aplicadora, para que los aceites no rebosen.
4. Pon la bola aplicadora y tapa bien la botella.
5. Aplica la mezcla por vía tópica según sea necesario.

Estado de ánimo 

BOMBA DE DUCHA PARA SACUDIRSE EL SUEÑO (MEZCLA MAESTRA)

INHALACIÓN PASIVA — Seguras a partir de los 2 años de edad

¿Tienes problemas con la rutina matutina? ¿Padeces estrés crónico o te sientes quemado? Empieza la mañana con el aroma energizante y estimulante del aceite esencial de albahaca dulce, que es uno de los primeros que recomiendo a cualquier persona que tenga que permanecer centrada en una actividad y quiera ayuda con la capacidad de retención. Los aceites esenciales de limón y lima equilibran esta mezcla, la cual, sin duda, te proporcionará una experiencia estimulante en la ducha.

- 1 botella de vidrio oscuro de 5 ml
- 15 gotas de aceite esencial de albahaca dulce
- 15 gotas de aceite esencial de limón
- 15 gotas de aceite esencial de lima
- 1 taza (236,6 ml) de bicarbonato de sodio
- ½ taza (118,3 ml) de sal marina
- 2 cucharaditas (9,8 ml) de agua destilada
- Tus moldes de silicona favoritos

1. Combina los aceites esenciales en la botella de vidrio para hacer una mezcla maestra. Consérvala en un lugar fresco hasta el momento de usarla.
2. Mezcla el bicarbonato de sodio y la sal marina en un cuenco pequeño. Añade el agua poco a poco, hasta conseguir la consistencia de la arena húmeda.
3. Presiona la mezcla en moldes para que se seque y se endurezca.
4. Añade entre cinco y siete gotas de la mezcla maestra a una bomba de ducha justo antes de que estés listo para usarla. Guarda en un lugar fresco la botella con el contenido sobrante.

ESPRAY PARA LIMPIAR LA ENERGÍA

INHALACIÓN PASIVA — Seguro a partir de los 2 años de edad

El aceite esencial de madera de Buda es el más destacado en este aerosol para habitaciones que te ayudará a limpiar la energía del hogar. Combinado con los aceites esenciales de elemí, naranja dulce e incienso, desprende un aroma amaderado y especiado con matices cítricos y dulces. Prueba a usar este espray mientras estés escribiendo sobre lo que estás listo para soltar y siente el cambio en la energía.

- 5 gotas de aceite esencial de naranja dulce
- 3 gotas de aceite esencial de elemí
- 3 gotas de aceite esencial de madera de Buda
- 1 gota de aceite esencial de incienso
- 1 botella de espray de vidrio de 60 ml
- ½ onza (14,8 ml) de alcohol de 95 grados o alcohol de perfumería
- Agua destilada

1. Pon los aceites esenciales dentro de la botella.
2. Añade el alcohol para que ayude a los aceites a disolverse.
3. Llena el resto de la botella con agua destilada.
4. Ponle la etiqueta y guárdala en un lugar fresco.

INHALADOR DE AROMATERAPIA PARA GOZAR DE UN BUEN ESTADO DE ÁNIMO

INHALACIÓN DIRECTA — Seguro a partir de los 5 años de edad

La mezcla cítrica intensa, agradable y un poco picante constituida por los aceites esenciales de elemí, limón y mandarina roja te pondrá de buen humor cuando necesites cambiar tu actitud con rapidez. El aceite esencial de *ylang-ylang* aporta un aroma floral intenso que eleva el ánimo y mitiga la ansiedad para proporcionar calma. El aceite esencial de sándalo australiano es un aceite fijador que ayuda a mitigar la fuerza de los otros aceites de la mezcla; reduce cualquier agitación o incomodidad a la vez que proporciona una sensación de serenidad y gozo.

- 5 pipetas de plástico
- 5 gotas de aceite esencial de limón
- 3 gotas de aceite esencial de mandarina roja
- 3 gotas de aceite esencial de sándalo australiano
- 2 gotas de aceite esencial de elemí
- 2 gotas de aceite esencial de *ylang-ylang*
- 1 inhalador de aromaterapia

1. Usando las pipetas, pon los aceites esenciales en la mecha de algodón del inhalador y cierra bien la tapa.
2. Lleva el inhalador contigo. Abre la tapa e inhala despacio varias veces, según necesites.

INHALADOR DE AROMATERAPIA PARA RECARGARSE Y ESPABILARSE

INHALACIÓN DIRECTA — Seguro a partir de los 5 años de edad

Esta mezcla intensa, agradable y un poco picante de los aceites esenciales de pimienta negra y lima te revitalizará. El aceite esencial de ciprés, con su aroma fresco y verde, complementa bien esta mezcla; ayudará a que se abran tus vías respiratorias y te espabilará. Finalmente, el aceite esencial de bergamota ayuda a suavizar la mezcla y aporta la cantidad de cítrico perfecta. Lleva contigo este inhalador si te baja la energía por las tardes. También puede ayudar a poner fin a los antojos alimentarios de origen emocional.

- 4 pipetas de plástico
- 6 gotas de aceite esencial de lima
- 4 gotas de aceite esencial de pimienta negra
- 3 gotas de aceite esencial de bergamota
- 2 gotas de aceite esencial de ciprés
- 1 inhalador de aromaterapia

1. Usando las pipetas, pon los aceites esenciales en la mecha de algodón del inhalador y cierra bien la tapa.
2. Lleva el inhalador contigo. Abre la tapa e inhala despacio varias veces, según necesites.

MEZCLA PARA DIFUSOR «FELICIDAD GARANTIZADA»

INHALACIÓN DIRECTA Segura a partir de los 3 meses de edad

Combinadas, las cualidades de los aceites esenciales de esta mezcla harán que tu frenética agenda no tenga poder sobre ti y allanarán el camino de tu relajación y tu descanso cuando, al final del día, necesites un poco de alivio emocional.

- 5 gotas de aceite esencial de lima
- 2 gotas de aceite esencial de pimienta negra
- 2 gotas de aceite esencial de bergamota
- 1 gota de aceite esencial de ciprés

Pon los aceites esenciales en tu difusor favorito según las instrucciones del fabricante. Utiliza esta mezcla cuando sea necesario. Sigue las pautas para una difusión segura.

MEZCLA PARA DIFUSOR PARA RECUPERAR EL ENTUSIASMO

INHALACIÓN PASIVA — Segura a partir de los 3 meses de edad

Seguro que esta mezcla de aceites esenciales energizante y vivaz te sacará de los baches en un abrir y cerrar de ojos. El aceite esencial de albahaca dulce es vigorizante y proporciona concentración y vigor mental. Combinado con el aceite esencial de limón y el de abeto siberiano, abre las vías respiratorias, despeja la mente y nos deja como nuevos y listos para afrontar el día. Además, si vienen amigos de visita después de que este aroma intenso, agradable y un poco picante se haya esparcido, sin duda pensarán que acabas de limpiar la casa.

4 gotas de aceite esencial de albahaca dulce

3 gotas de aceite esencial de limón

3 gotas de aceite esencial de abeto siberiano

Pon los aceites esenciales en tu difusor favorito según las instrucciones del fabricante. Utiliza esta mezcla cuando sea necesario. Sigue las pautas para una difusión segura.

MEZCLA PARA DIFUSOR PARA ESTAR ALEGRE Y CONTENTO

INHALACIÓN PASIVA Segura a partir de los 3 meses de edad

El aroma cítrico intenso y alegre del aceite esencial de pomelo combinado con los matices florales de los aceites florales de *petitgrain* e *ylang-ylang* da lugar a una mezcla perfecta para cuando nos sentimos irritables o malhumorados y necesitamos cierto reajuste emocional. Ponte cómodo mientras inhalas este aroma y verás cómo tu estado de ánimo empieza a cambiar muy pronto.

- 6 gotas de aceite esencial de pomelo
- 2 gotas de aceite esencial de *petitgrain*
- 2 gotas de aceite esencial de *ylang-ylang*

Pon los aceites esenciales en tu difusor favorito según las instrucciones del fabricante. Utiliza esta mezcla cuando sea necesario. Sigue las pautas para una difusión segura.

SOLO PARA NIÑOS

ACEITE DE MASAJE PARA DOMAR EL TEMPERAMENTO

USO TÓPICO — Seguro a partir de los 2 años de edad

No hay nada como el tacto de la madre o el padre cuando los niños están sobreestimulados e inquietos. Este aceite de masaje proporciona una mezcla de aceites celestial que hará que se calmen en cuestión de minutos. Los ésteres del aceite esencial de salvia romana, la exquisitez floral del aceite absoluto de jazmín y las cualidades purificadoras de los aceites esenciales de incienso, mirra y pachuli garantizan el éxito de esta sinergia. Prueba a poner esta mezcla en un difusor si tu hijo no está receptivo a que lo toquen y no dudes en usarla contigo mismo.

- 3 gotas de aceite esencial de salvia romana
- 3 gotas de aceite esencial de incienso
- 1 gota de aceite absoluto de jazmín
- 1 gota de aceite esencial de mirra
- 1 gota de aceite esencial de pachuli
- 1 onza (29,6 ml) de aceite de semilla de uva

1. Combina todos los aceites en un recipiente de vidrio.
2. Masajea los brazos, el pecho y las piernas de tu hijo. Utiliza esta mezcla según sea necesario. Guarda la cantidad que no hayas usado en un lugar fresco.

MEZCLA PARA DIFUSOR PARA CASCARRABIAS

INHALACIÓN PASIVA — Segura a partir de los 3 meses de edad

Esta sinergia de aceites esenciales está pensada especialmente para los niños. Conocemos bien el estado de ánimo irritable de nuestros hijos, a los que les irá bien disponer de una herramienta que les ayude emocionalmente cuando les cueste expresar lo que están sintiendo o cuando estén sobreestimulados o cansados. A tus hijos les encantará el aroma de esta mezcla cítrica, a la que el aceite esencial de incienso aporta un componente de enraizamiento. Pon estos aceites en su difusor favorito para que dejen de lloriquear y vuelvan a sonreír.

4 gotas de aceite esencial de lima
3 gotas de aceite esencial de limón
2 gotas de aceite esencial de incienso
1 gota de aceite esencial de naranja dulce

Pon los aceites esenciales en tu difusor favorito según las instrucciones del fabricante. Utiliza esta mezcla cuando sea necesario. Sigue las pautas para una difusión segura y recuerda que en el caso de los niños menos es más.

MEZCLA PARA *ROLL-ON* PARA ACABAR CON LAS LÁGRIMAS

USO TÓPICO — Segura a partir de los 2 años de edad

Esta mezcla, pensada específicamente para los niños, tiene un adorable aroma cálido, radiante, amaderado y dulce con matices cítricos y florales. Incluso en cantidades muy pequeñas, el aceite esencial de palo santo aporta calma y ayuda a fomentar la paz. Si tu hijo tiene la autoestima baja porque es objeto de burlas o acoso, usa esta mezcla cerca de su nariz para favorecer la máxima inhalación.

- 1 pipeta de plástico
- 3 gotas de aceite esencial de lima
- 2 gotas de aceite esencial de *petitgrain*
- 1 gota de aceite esencial de palo santo
- 1 botella *roll-on* de vidrio ámbar o vidrio de cobalto de 10 ml
- 9 ml aprox. de aceite portador

1. Usando la pipeta, pon los aceites esenciales en la botella *roll-on*.
2. Llena el resto de la botella con el aceite portador, dejando espacio suficiente en la parte de arriba para la bola aplicadora, para que los aceites no rebosen.
3. Pon la bola aplicadora y tapa bien la botella.
4. Aplica la mezcla por vía tópica según sea necesario.

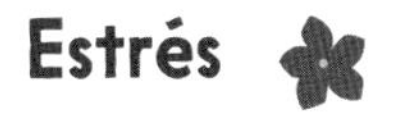

INHALADOR DE AROMATERAPIA PARA LIBERAR LA PRESIÓN

INHALACIÓN DIRECTA — Seguro a partir de los 5 años de edad

Cuando te sientas abrumado, acude a esta mezcla de aceites esenciales para restablecer la tranquilidad y la armonía en el cuerpo, la mente y el alma. La sinergia entre los aceites esenciales de mandarina roja, lavanda y sándalo australiano transmite paz y fortaleza emocional. Una gota de aceite esencial de raíz de angélica da el toque final a esta mezcla destinada a ayudarte a recuperar tu fuerza para atravesar cualquier situación difícil sin perder los nervios. Se recomienda la inhalación sobre el uso por vía tópica debido al componente fototóxico del aceite esencial de raíz de angélica, que requiere proceder con precaución.

- 4 pipetas de plástico
- 7 gotas de aceite esencial de mandarina roja
- 4 gotas de aceite esencial de lavanda
- 3 gotas de aceite esencial de sándalo australiano
- 1 gota de aceite esencial de raíz de angélica
- 1 inhalador de aromaterapia

1. Usando las pipetas, pon los aceites esenciales en la mecha de algodón del inhalador y cierra bien la tapa.
2. Lleva el inhalador contigo. Abre la tapa e inhala despacio varias veces, según necesites.

INHALADOR DE AROMATERAPIA PARA RECUPERAR LA TRANQUILIDAD

INHALACIÓN DIRECTA — Seguro a partir de los 5 años de edad

Esta sinergia tiene como destinatarias a chicas adolescentes y mujeres que tengan síntomas del síndrome premenstrual (SPM). El aceite esencial de salvia romana es muy potente contra el SPM y tiene un efecto significativo sobre el mal humor, los dolores de cabeza e incluso los calambres. Hay estudios que han mostrado que el aceite esencial de geranio es beneficioso en caso de SPM si se aplica como masaje, pero la inhalación es igual de efectiva.[4] La combinación de los aceites esenciales de davana, *ylang-ylang* y pachuli incrementa la calma cuando más lo necesitamos.

- 5 pipetas de plástico
- 5 gotas de aceite esencial de salvia romana
- 5 gotas de aceite esencial de geranio
- 2 gotas de aceite esencial de davana
- 2 gotas de aceite esencial de *ylang-ylang*
- 1 gota de aceite esencial de pachuli
- 1 inhalador de aromaterapia

1. Usando las pipetas, pon los aceites esenciales en la mecha de algodón del inhalador y cierra bien la tapa.
2. Lleva el inhalador contigo. Abre la tapa e inhala despacio varias veces, según necesites.

MEZCLA PARA DIFUSOR PARA ALIVIAR LA TENSIÓN

INHALACIÓN PASIVA Segura a partir de los 3 meses de edad

Por lo general, acudimos al aceite esencial de tanaceto azul para que nos ayude con las alergias estacionales o a tener un sistema respiratorio saludable, pero también es útil para mitigar el estrés y la ansiedad. Este aceite de color azul oscuro combina muy bien con los aceites esenciales de salvia romana, lavanda y *petitgrain*, que suavizan el aroma herbáceo del aceite esencial de tanaceto azul a la vez que potencian sus efectos terapéuticos. El aroma de esta mezcla para difusor es celestial y efectiva cuando necesitamos recibir nutrición emocional.

- 4 gotas de aceite esencial de salvia romana
- 3 gotas de aceite esencial de lavanda
- 2 gotas de aceite esencial de tanaceto azul
- 1 gota de aceite esencial de *petitgrain*

Pon los aceites esenciales en tu difusor favorito según las instrucciones del fabricante. Utiliza esta mezcla cuando sea necesario. Sigue las pautas para una difusión segura y recuerda que en el caso de los niños menos es más.

MEZCLA PARA DIFUSOR PARA CALMAR LOS NERVIOS (MEZCLA MAESTRA)

INHALACIÓN PASIVA — Segura a partir de los 3 meses de edad

Esta es quizá mi mezcla tranquilizante favorita para el hogar. Siempre tengo una botella con esta mezcla maestra en casa, para cuando haya que usarla. La he puesto en difusores, en inhaladores e incluso en uno o dos osos de peluche. La sinergia que se produce entre aceites sedantes es insuperable. Cuando te sientas quemado y con los nervios de punta, pon esta mezcla de aceites en tu difusor y permítete relajarte y soltar de verdad.

- 1 botella de vidrio oscuro de 5 ml
- 10 gotas de aceite esencial de lavandín
- 10 gotas de aceite esencial de pachuli
- 10 gotas de aceite esencial de mandarina roja
- 5 gotas de aceite esencial de manzanilla del Cabo
- 5 gotas de aceite esencial de neroli

1. Combina los aceites esenciales en la botella de vidrio para hacer una mezcla maestra. Guárdala en un lugar fresco hasta el momento de usarla.
2. Pon la mezcla en tu difusor favorito según desees y según las instrucciones del fabricante. Sigue las pautas para una difusión segura.

MEZCLA PARA DIFUSOR REVITALIZADORA (MEZCLA MAESTRA)

INHALACIÓN PASIVA — Segura a partir de los 2 años de edad

El aceite esencial de gálbano tiene un perfil aromático fuerte junto con una afinidad igualmente fuerte con el sistema nervioso, sobre todo cuando se usa con el aceite esencial de abeto negro.[5] El aceite esencial de hoja de laurel ha sido elegido por su perfil intenso y su capacidad de ayudarnos a tener una actitud más positiva. El aceite esencial de ciprés es útil para hacer frente a las transiciones abrumadoras de la vida, como un nuevo trabajo, una mudanza, un divorcio, una enfermedad, etc. Por último, el aceite esencial de naranja dulce, el aceite universal, completa esta mezcla que invita a la renovación.

- 1 botella de vidrio oscuro de 5 ml
- 12 gotas de aceite esencial de naranja dulce
- 10 gotas de aceite esencial de hoja de laurel
- 8 gotas de aceite esencial de abeto negro
- 6 gotas de aceite esencial de ciprés
- 4 gotas de aceite esencial de gálbano

1. Combina los aceites esenciales en la botella de vidrio para hacer una mezcla maestra. Guárdala en un lugar fresco hasta el momento de usarla.
2. Pon la mezcla en tu difusor favorito según desees y según las instrucciones del fabricante. Sigue las pautas para una difusión segura.

PERFUME PERSONAL MARAVILLOSO

USO TÓPICO — Seguro a partir de los 2 años de edad

Esta mezcla para perfume es segura para los niños, pero está pensada para los adultos. La mezcla única de aceites que contiene este perfume sobre una base de cera de jojoba con vainilla macerada es realmente divina. Cuando me aplico esta sinergia antes de salir de casa para pasar el día fuera, me preparo para atraer la atención. El aceite esencial de *ylang-ylang* puede ser abrumador para algunas personas, pero es prácticamente indetectable en esta mezcla artística.

- 3 gotas de aceite esencial de davana
- 3 gotas de aceite esencial de mandarina roja
- 1 gota de aceite esencial de sándalo australiano
- 1 gota de aceite esencial de *ylang-ylang*
- 9 gotas de cera de jojoba sola o con vainilla macerada (ver el consejo)

1. Mezcla los aceites esenciales con la cera de jojoba en un recipiente de vidrio.
2. Aplica el perfume a puntos del cuello y las muñecas, y masajea para que penetre en la piel. Guarda en un lugar fresco el contenido sobrante.

Consejo: Macerar vainas de vainilla en la cera de jojoba es un procedimiento fácil y económico, y la vainilla ayudará a que los aceites esenciales permanezcan en la piel más tiempo. Parte por la mitad dos vainas de vainilla a lo largo y córtalas en trozos pequeños. Ponlas en un frasco de vidrio transparente, cúbrelas con una taza (236,6 ml) de cera de jojoba y tapa el frasco. Consérvalo en un lugar cálido y agítalo periódicamente, durante cuatro semanas por lo menos. Cuela las vainas usando una gasa y vierte la cera de jojoba en la que se ha macerado la vainilla en otra botella, para almacenarla.

SALES DE BAÑO PARA DESCANSAR TRANQUILAMENTE (MEZCLA MAESTRA)

USO TÓPICO — Seguras a partir de los 5 años de edad

¿Quieres relajarte al final de un día ajetreado? El cuidado personal es increíblemente importante para todos nosotros, pero aún lo es más cuando nos sentimos estresados. El uso de sales de Epsom en el baño con esta sinergia celestial aquietará tu mente y calmará tu sistema nervioso parasimpático. Es importante que te asegures de diluir los aceites correctamente en el agua del baño para reducir el riesgo de irritación cutánea, sobre todo si tienes la piel sensible.

- Botella de vidrio oscuro de 5 ml
- 15 gotas de aceite esencial de mandarina roja
- 15 gotas de aceite esencial de naranja dulce
- 5 gotas de aceite esencial de mirra
- 5 gotas de aceite esencial de vetiver
- 1 cucharada (14,8 ml) de aceite portador
- 1 taza (236,6 ml) de sales de Epsom (opcional)
- ½ taza (118,3 ml) de crema de coco entera (opcional)

1. Combina los aceites esenciales en la botella de vidrio para hacer una mezcla maestra. Guárdala en un lugar fresco hasta el momento de usarla.
2. Mezcla entre cinco y siete gotas de la mezcla maestra con el aceite portador y añade este contenido a las sales de Epsom, si las usas, o directamente al agua en la que te vas a bañar. Si utilizas la crema de coco, añádela al agua de la bañera en último lugar.

SOLO PARA NIÑOS

ESPRAY PARA ALEJAR A LOS MONSTRUOS

INHALACIÓN PASIVA — Seguro a partir de los 2 años de edad

La mayoría de los niños pasan por etapas en las que tienen miedo de irse a dormir debido a la ansiedad por separación o al miedo de que haya monstruos debajo de la cama o en el armario. Este aerosol es rico en aceites esenciales calmantes y tranquilizadores apropiados para los niños. Cada uno de los aceites de esta mezcla tiene propiedades sedantes suaves, por lo que rociarla en el aire y sobre la ropa de cama hará que el niño no tarde en dormirse feliz.

- 3 gotas de aceite esencial de mejorana dulce
- 3 gotas de aceite esencial de naranja dulce
- 2 gotas de aceite esencial de cedro del Atlas
- 2 gotas de aceite esencial de lavanda
- 1 gota de aceite esencial de jara pringosa
- 1 gota de aceite esencial de vetiver
- 1 botella de espray de vidrio de 60 ml
- ½ onza (14,8 ml) de alcohol de 95 grados o alcohol de perfumería
- Agua destilada

1. Pon los aceites esenciales dentro de la botella.
2. Añade el alcohol para que ayude a los aceites a disolverse.
3. Llena el resto de la botella con agua destilada.
4. Ponle la etiqueta y guárdala en un lugar fresco.

MEZCLA PARA BAÑO PARA QUE LOS PEQUES SE ACUESTEN TRANQUILOS

USO TÓPICO — Segura a partir de los 5 años de edad

Los horarios siempre están apretados, y ni siquiera nuestros hijos son inmunes al estrés. La escuela, la tarea, los deportes, etc., pueden dejar a los niños nerviosos al final del día y sin ganas de irse a la cama o, lo que es peor, incapaces de conciliar el sueño. Si esta situación te resulta familiar, instaurar la costumbre de un baño con esta mezcla puede ser la manera de conseguir que tus hijos se relajen y se acuesten sin protestar tanto.

- 3 gotas de aceite esencial de manzanilla del Cabo
- 1 gota de aceite esencial de madera de *ho*
- 1 gota de aceite esencial de mejorana dulce
- 1 gota de aceite esencial de naranja dulce
- 1 cucharada (14,8 ml) de aceite portador
- ½ taza (118,3 ml) de sales de Epsom (opcional)

1. Mezcla los aceites esenciales con el aceite portador y añade este contenido a las sales de Epsom, si las usas, o directamente al agua del baño.
2. Si tu hijo es pequeño, explícale que no debe tragar agua, sumergir la cabeza ni abrir los ojos bajo el agua; todo ello puede aumentar el riesgo de irritación. Vigílalo todo el rato mientras esté en la bañera.

Estrés y dolencias comunes 

DOLORES Y MOLESTIAS

ACEITE CORPORAL PARA ALIVIAR LOS DOLORES DEBIDOS A LA TENSIÓN Y EL ESTRÉS

USO TÓPICO — Seguro a partir de los 5 años de edad

Masajea esta sinergia de aceites esenciales en las piernas de tus hijos cuando estén experimentando dolores de crecimiento o fatiga muscular a causa de su actividad deportiva o de un exceso de ejercicio. El aceite esencial de mejorana dulce es útil contra los espasmos musculares y el de tanaceto azul es antiinflamatorio y tiene un perfume que hace las delicias tanto de los niños como de los adultos. He incluido el aceite esencial de nardo en esta mezcla a partir de mi experiencia personal: en mi caso, el estrés se deposita en los hombros y el cuello, y este aceite trabaja duro para suavizar estos músculos a la vez que tranquiliza mi mente.

- 3 gotas de aceite esencial de mejorana dulce
- 2 gotas de aceite esencial de sándalo australiano
- 2 gotas de aceite esencial de naranja dulce
- 1 gota de aceite esencial de tanaceto azul
- 1 gota de aceite esencial de nardo
- 1 onza (29,6 ml) de cera de jojoba

1. Mezcla los aceites esenciales con la cera de jojoba en un recipiente de vidrio.
2. Aplica el ungüento a las zonas con problemas según sea necesario. Guarda en un lugar fresco el contenido sobrante.

ACEITE DE MASAJE PARA ALIVIAR EL DOLOR MUSCULAR

USO TÓPICO — Seguro a partir de los 2 años de edad

Aunque los aceites esenciales que componen esta mezcla se pueden aplicar sin problemas a la piel de niños a partir de dos años, este aceite de masaje está pensado para los niños mayores de esta edad y los adultos. La mezcla sinérgica de aceites ayuda a calmar la inflamación y reduce en gran medida los dolores y molestias en los músculos y las articulaciones. Los aceites esenciales constituyen el 1 % del contenido total en la fórmula que se presenta, pero puede ser que una dilución del 2 o 3 % sea más efectiva en pequeñas zonas del cuerpo. Esta mezcla puede usarse con una dilución del 3 % sin que haya peligro de irritación cutánea.

- 3 gotas de aceite esencial de bálsamo de copaiba
- 2 gotas de aceite esencial de pimienta negra
- 2 gotas de aceite esencial de cáñamo
- 1 gota de aceite esencial de helicriso
- 1 gota de aceite esencial de manzanilla romana
- 1 onza (29,6 ml) de cera de jojoba

1. Mezcla los aceites esenciales con la cera de jojoba en un recipiente de vidrio.
2. Aplica el ungüento a las zonas con problemas según sea necesario. Guarda en un lugar fresco el contenido sobrante.

SALES DE BAÑO CALMANTES (MEZCLA MAESTRA)

USO TÓPICO — Seguras a partir de los 5 años de edad

Esta mezcla está pensada para los niños mayores y los adultos, sobre todo aquellos a los que les encanta tomar un baño aromático cuando les duele el cuerpo. Mis dolores y molestias aumentan cuando mi estrés se incrementa, y esta sinergia ha sido increíblemente eficaz a la hora de proporcionarme alivio.

- 1 botella de vidrio oscuro de 5 ml
- 20 gotas de aceite esencial de lavandín
- 10 gotas de aceite esencial de helicriso
- 5 gotas de aceite esencial de sándalo australiano
- 5 gotas de aceite esencial de bálsamo de copaiba
- 1 cucharada (14,8 ml) de aceite de semilla de uva
- 1 taza (236,6 ml) de sales de Epsom
- ¼ de taza (59,1 ml) de bicarbonato de sodio
- ¼ de taza (59,1 ml) de sal rosa del Himalaya

1. Combina los aceites esenciales en la botella de vidrio para hacer una mezcla maestra. Guárdala en un lugar fresco hasta el momento de usarla.
2. Pon el aceite de semilla de uva en un tazón pequeño.
3. Mezcla entre cinco y siete gotas de la mezcla maestra con el aceite de semilla de uva.
4. Mezcla las sales de Epsom, el bicarbonato de sodio y la sal del Himalaya en un tazón mediano.
5. Añade los aceites a los ingredientes secos y haz que todo quede bien mezclado.
6. Incorpora la mezcla al agua de la bañera y disfruta del baño.

CAMBIOS EN EL APETITO

INHALADOR DE AROMATERAPIA PARA DETENER LOS ANTOJOS

INHALACIÓN DIRECTA — Seguro a partir de los 5 años de edad

No es raro que tengamos antojos alimentarios si estamos estresados o si nos sentimos enojados o deprimidos, y un estudio ha mostrado que el aceite esencial de pomelo es un inhibidor del apetito potente.[6] Este aceite puede ayudarnos a perder peso al reducir el ansia de alimentos azucarados no saludables. Los aceites esenciales de bergamota, bálsamo de copaiba e *ylang-ylang* también ayudan a abordar las emociones que nos llevan a la nevera o a la despensa.

- 4 pipetas de plástico
- 8 gotas de aceite esencial de pomelo
- 3 gotas de aceite esencial de bergamota
- 3 gotas de aceite esencial de bálsamo de copaiba
- 1 gota de aceite esencial de *ylang-ylang*
- 1 inhalador de aromaterapia

1. Usando las pipetas, pon los aceites esenciales en la mecha de algodón del inhalador y cierra bien la tapa.
2. Lleva el inhalador contigo. Abre la tapa e inhala despacio varias veces, según necesites.

INHALADOR DE AROMATERAPIA PARA ESTIMULAR EL APETITO

INHALACIÓN DIRECTA — Seguro a partir de los 5 años de edad

Podemos perder el apetito cuando somos víctimas de la ansiedad y la depresión situacionales, y también cuando estamos enfermos o convalecientes. El aceite esencial de cardamomo tiene muchos usos en aromaterapia; entre ellos, ayuda a estimular el apetito. El marcado aroma del aceite esencial de naranja dulce ayuda a calmar la mente y el estómago, lo que hace que comer ya no parezca tan imposible. La manzanilla romana se ha usado tradicionalmente para apaciguar el malestar estomacal, fortalecer la digestión y aumentar el apetito. La sinergia que se produce entre los tres aceites esenciales de esta mezcla es evidente cuando queremos tomar una comida saludable y reconfortante.

- 3 pipetas de plástico
- 7 gotas de aceite esencial de cardamomo
- 6 gotas de aceite esencial de naranja dulce
- 2 gotas de aceite esencial de manzanilla romana
- 1 inhalador de aromaterapia

1. Usando las pipetas, pon los aceites esenciales en la mecha de algodón del inhalador y cierra bien la tapa.
2. Lleva el inhalador contigo. Abre la tapa e inhala despacio varias veces, según necesites.

MEZCLA PARA DIFUSOR PARA MANTENER UNA INGESTA SALUDABLE

INHALACIÓN PASIVA — Segura a partir de los 3 meses de edad

Todos padecemos estrés, y los efectos de este estrés pueden ser distintos según la persona. Algunos perdemos el apetito, pero muchos experimentamos antojos alimentarios o comemos sin tener hambre. La ingesta emocional es habitual, y los aceites esenciales pueden ayudar a combatirla. La próxima vez que pienses en agarrar ese refrigerio extra, no lo hagas y enciende el difusor.

- 3 gotas de aceite esencial de bergamota
- 3 gotas de aceite esencial de lavanda
- 2 gotas de aceite esencial de salvia romana
- 2 gotas de aceite esencial de incienso

Pon los aceites esenciales en tu difusor favorito según las instrucciones del fabricante. Sigue las pautas para una difusión segura. También puedes adaptar la cantidad de gotas para usar la mezcla en un inhalador de aromaterapia que puedas llevar encima.

Problemas digestivos 

ACEITE PARA APLICAR AL VIENTRE CUANDO SE HA COMIDO DEMASIADO

USO TÓPICO Seguro a partir de los 2 años de edad. Mantener alejado de la cara de los niños menores de 10 años

A todos nos ocurre, en determinados momentos, que comemos demasiado o comemos algo que no le sienta bien a nuestro estómago. Los aceites esenciales son potentes en estas situaciones. Hay muchos aceites esenciales que pueden ayudar a digerir la comida, a reducir los calambres y gases, a poner fin al ardor de estómago y a aliviar el estreñimiento. Esta mezcla de aceites esenciales abarca muchas de las molestias que pueden presentarse si nos hemos pasado en una comida.

- 3 gotas de aceite esencial de cardamomo
- 3 gotas de aceite esencial de hoja de laurel
- 2 gotas de aceite esencial de bergamota
- 1 gota de aceite esencial de manzanilla romana
- 1 onza (29,6 ml) de cera de jojoba

1. Mezcla los aceites esenciales con la cera de jojoba en un recipiente de vidrio.
2. Aplica la mezcla al vientre con movimientos circulares en el sentido de las agujas del reloj, comenzando por el lado derecho. También puedes poner una bolsa de calor en la zona, si quieres.

ACEITE PARA APLICAR AL VIENTRE PARA ESTIMULAR EL FUEGO DIGESTIVO

USO TÓPICO — Seguro a partir de los 2 años de edad. Mantener alejado de la cara de los niños menores de 10 años

Esta mezcla es similar al *aceite para aplicar al vientre cuando se ha comido demasiado* (página 158), pero el efecto calentador es mayor. El calor de los aceites esenciales de pimienta negra y cardamomo te aliviará si te sientes mal a causa de algo que no le haya sentado bien a tu estómago. El aceite esencial de manzanilla romana puede ser útil contra los gases y los calambres asociados a la intoxicación alimentaria. El aceite esencial de naranja dulce contribuye a estimular la digestión a la vez que alivia el vientre y la mente.

- 3 gotas de aceite esencial de pimienta negra
- 3 gotas de aceite esencial de cardamomo
- 2 gotas de aceite esencial de naranja dulce
- 1 gota de aceite esencial de manzanilla romana
- 1 onza (29,6 ml) de cera de jojoba

1. Mezcla los aceites esenciales con la cera de jojoba en un recipiente de vidrio.
2. Aplica la mezcla al vientre con movimientos circulares en el sentido de las agujas del reloj, comenzando por el lado derecho. También puedes poner una compresa moderadamente caliente o una almohadilla térmica en la zona, si quieres.

INHALADOR DE AROMATERAPIA «ESCUCHA A TU ESTÓMAGO»

INHALACIÓN DIRECTA — Seguro a partir de los 5 años de edad

Mi hijo y yo reaccionamos al estrés a corto plazo con malestar estomacal y náuseas. No todas las mezclas estomacales favorecen la digestión, por lo que esta fue concebida específicamente para este uso. En esta mezcla hay dos aceites buenos para el estómago junto con dos aceites que ayudan a combatir el estrés. A la primera señal de malestar estomacal, siéntate en una postura cómoda y concéntrate en la respiración solamente, con este inhalador debajo de la nariz.

- 4 pipetas de plástico
- 6 gotas de aceite esencial de menta bergamota
- 4 gotas de aceite esencial de mandarina roja
- 3 gotas de aceite esencial de manzanilla romana
- 2 gotas de aceite esencial de vetiver
- 1 inhalador de aromaterapia

1. Usando las pipetas, pon los aceites esenciales en la mecha de algodón del inhalador y cierra bien la tapa.
2. Lleva el inhalador contigo. Abre la tapa e inhala despacio varias veces, según necesites.

SOLO PARA NIÑOS

ACEITE PARA APLICAR AL VIENTRE «ADIÓS AL DOLOR DE BARRIGA»

USO TÓPICO — Seguro a partir de los 2 años de edad

Esta mezcla fue concebida especialmente para los vientres pequeños. El malestar estomacal o intestinal es habitual en los niños pequeños cuando aún no se han descubierto las intolerancias alimentarias o el estreñimiento siembra el caos. Los niños mayores también pueden padecer malestar estomacal o intestinal debido al estrés y la ansiedad. Esta mezcla calmante para el vientre ha sido una bendición para mis hijos, y sé que también lo será para los tuyos. Frótala en la parte inferior del abdomen para calmar la barriga, mitigar los dolores producidos por gases, estimular la evacuación y apaciguar el sistema nervioso mediante la inhalación.

- 3 gotas de aceite esencial de mejorana dulce
- 2 gotas de aceite esencial de lavanda
- 2 gotas de aceite esencial de manzanilla romana
- 2 gotas de aceite esencial de naranja dulce
- 1 onza (29,6 ml) de aceite de semilla de uva

1. Mezcla los aceites esenciales con el aceite de semilla de uva.
2. Aplica la mezcla al vientre con movimientos circulares en el sentido de las agujas del reloj, comenzando por el lado derecho. También puedes poner una compresa moderadamente caliente o una almohadilla térmica en la zona, si quieres.

MEZCLA PARA *ROLL-ON* PARA ESTÓMAGOS QUE SE QUEJAN

USO TÓPICO — Segura a partir de los 2 años de edad

Esta mezcla fue especialmente formulada para aplicarla a pequeños vientres sobre la marcha. Me gusta tener a mano una especie de botiquín de aceites esenciales cuando estamos fuera de casa, sobre todo cuando salimos a comer. Si uno de mis hijos se queja de dolor de barriga por comer en exceso, acidez estomacal o indigestión, no necesitamos esperar hasta llegar a casa para tratar el problema.

- 1 pipeta de plástico
- 2 gotas de aceite esencial de albahaca dulce
- 2 gotas de aceite esencial de naranja dulce
- 1 gota de aceite esencial de mandarina roja
- 1 gota de aceite esencial de *petitgrain*
- 1 botella *roll-on* de vidrio ámbar o vidrio de cobalto de 10 ml
- 9 ml aprox. de aceite portador

1. Usando la pipeta, pon los aceites esenciales en la botella *roll-on*.
2. Llena el resto de la botella con el aceite portador, dejando espacio suficiente en la parte de arriba para la bola aplicadora, para que los aceites no rebosen.
3. Pon la bola aplicadora y tapa bien la botella.
4. Aplica la mezcla por vía tópica según sea necesario.

Atención y concentración 

INHALADOR DE AROMATERAPIA PARA LA ATENCIÓN Y LA CONCENTRACIÓN

INHALACIÓN DIRECTA — Seguro a partir de los 5 años de edad

Las personas a las que les cuesta concentrarse y permanecer atentas (ya sea debido al estrés o la ansiedad, a las noches de insomnio, a la niebla mental o al trastorno de déficit de atención e hiperactividad) saben lo importante e increíblemente frustrante que puede ser este problema. Los aceites esenciales individuales son útiles en el momento, pero a veces es necesario mezclarlos un poco para ver si son efectivos en nuestro caso. Esta mezcla les resulta útil a muchas personas y además huele maravillosamente bien.

3 pipetas de plástico
7 gotas de aceite esencial de lima
5 gotas de aceite esencial de albahaca dulce
3 gotas de aceite esencial de vetiver
1 inhalador de aromaterapia

1. Usando las pipetas, pon los aceites esenciales en la mecha de algodón del inhalador y cierra bien la tapa.
2. Lleva el inhalador contigo. Abre la tapa e inhala despacio varias veces para centrarte antes de abordar el asunto que requiera tu concentración.

MEZCLA PARA DIFUSOR PARA LOS CEREBROS ACELERADOS O DISPERSOS

INHALACIÓN PASIVA — Segura a partir de los 3 meses de edad

Esta mezcla es una de las tres que recomiendo para la atención y la concentración a las personas de todas las edades; es igual de efectiva que las demás. El aceite esencial de *petitgrain* es un poderoso aliado para que el cerebro deje de funcionar a la carrera o deje de repartir la atención entre demasiados asuntos. Juntos, los aceites esenciales de *petitgrain* y ciprés ayudan a desacelerar el pensamiento. La incorporación de los aceites esenciales de lima y pomelo ayuda a vigorizar y limpiar el campo energético, a abrir los senos nasales y a que llegue más oxígeno al cerebro para que podamos hacer nuestro trabajo.

- 4 gotas de aceite esencial de lima
- 3 gotas de aceite esencial de pomelo
- 2 gotas de aceite esencial de *petitgrain*
- 1 gota de aceite esencial de ciprés

Pon los aceites esenciales en tu difusor favorito según las instrucciones del fabricante. Utiliza esta mezcla cuando sea necesario. Sigue las pautas para una difusión segura.

MEZCLA PARA *ROLL-ON* ENRAIZADORA

USO TÓPICO — Segura a partir de los 2 años de edad

Aunque los aceites esenciales que integran esta mezcla son seguros, aplicados por vía tópica, a partir de los dos años de edad, esta sinergia para *roll-on* está pensada para los niños mayores y los adultos en un porcentaje de dilución un poco más alto, del 3 %. La sinergia que se produce entre estos aceites esenciales aporta un enraizamiento profundo, como el que proporcionan las raíces de los árboles, lo cual favorece la concentración.

1 pipeta de plástico
4 gotas de aceite esencial de ciprés
2 gotas de aceite esencial de manzanilla del Cabo
2 gotas de aceite esencial de cedro del Atlas
1 gota de aceite esencial de palo santo
1 botella *roll-on* de vidrio ámbar o vidrio de cobalto de 10 ml
9 ml aprox. de aceite portador

1. Usando la pipeta, pon los aceites esenciales en la botella *roll-on*.
2. Llena el resto de la botella con el aceite portador, dejando espacio suficiente en la parte de arriba para la bola aplicadora, para que los aceites no rebosen.
3. Pon la bola aplicadora y tapa bien la botella.
4. Aplica la mezcla por vía tópica según sea necesario.

SOLO PARA NIÑOS

MEZCLA PARA DIFUSOR PARA LA HORA DE HACER LA TAREA

INHALACIÓN PASIVA — Segura a partir de los 3 meses de edad

Esta mezcla de aceites esenciales es perfecta si habitualmente te cuesta que tus hijos se pongan a hacer los deberes escolares. Puede ayudarlos a concentrarse y sentirse menos frustrados cuando se sientan a trabajar. El aceite esencial de vetiver es el clásico que se recomienda para la concentración, debido a su efectividad. La sinergia que se produce entre los aceites, cada uno de los cuales tiene sus virtudes, hace que esta mezcla sea muy eficaz.

- 4 gotas de aceite esencial de lima
- 2 gotas de aceite esencial de lavanda
- 2 gotas de aceite esencial de pimienta rosa
- 1 gota de aceite esencial de *petitgrain*
- 1 gota de aceite esencial de vetiver

Pon los aceites esenciales en tu difusor favorito según las instrucciones del fabricante. Utiliza esta mezcla cuando sea necesario. Sigue las pautas para una difusión segura.

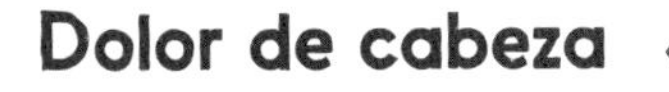

Dolor de cabeza

ACEITE DE MASAJE PARA ALIVIAR LA PRESIÓN

USO TÓPICO — Seguro a partir de los 2 años de edad

Puede ser difícil abordar los dolores de cabeza con los aceites esenciales si su causa es desconocida. Esta sinergia en particular es para los dolores de cabeza debidos a la tensión y el estrés. Masajea esta mezcla de aceites esenciales en el cuello y los hombros para aliviar la tensión muscular y las cefaleas tensionales. Si cargas con tensión en los hombros o tienes una mala postura, este aceite de masaje te será muy útil.

- 4 gotas de aceite esencial de lavanda
- 2 gotas de aceite esencial de mejorana dulce
- 2 gotas de aceite esencial de albahaca dulce
- 1 gota de aceite esencial de manzanilla romana
- 1 onza (29,6 ml) de cera de jojoba

1. Mezcla todos los aceites esenciales con la cera de jojoba en un recipiente de vidrio.
2. Masajea los hombros y el cuello; a continuación, aplica una compresa moderadamente caliente o una almohadilla térmica. Utiliza esta mezcla cuando sea necesario. Guarda la cantidad que no hayas usado en un lugar fresco.

INHALADOR PARA CUANDO LAS HORMONAS DAN PROBLEMAS

INHALACIÓN DIRECTA Seguro a partir de los 5 años de edad

Esta mezcla para dolores de cabeza es específicamente para las niñas que han llegado a la pubertad y para las mujeres de todas las edades. Las fluctuaciones hormonales pueden dar lugar al síndrome premenstrual o a síntomas menopáusicos, y los dolores de cabeza son habituales. Los aceites esenciales de salvia romana y geranio se ocupan de las fluctuaciones hormonales e, inhalados, pueden poner fin al dolor de cabeza de repente. Esta mezcla de aceites también puede utilizarse en un difusor o en un baño aromático para aliviar muchos síntomas hormonales y proporcionar un descanso reparador.

- 4 pipetas de plástico
- 6 gotas de aceite esencial de menta bergamota
- 5 gotas de aceite esencial de salvia romana
- 3 gotas de aceite esencial de geranio
- 1 gota de aceite esencial de helicriso
- 1 inhalador de aromaterapia

1. Usando las pipetas, pon los aceites esenciales en la mecha de algodón del inhalador y cierra bien la tapa.
2. Lleva el inhalador contigo. Abre la tapa e inhala despacio varias veces, según necesites.

MEZCLA PARA *ROLL-ON* PARA SOLTAR LA TENSIÓN

USO TÓPICO — Segura a partir de los 2 años de edad

Aunque los aceites que componen esta mezcla son seguros para los niños de dos años y mayores de esta edad, esta mezcla para *roll-on* está pensada específicamente para los adultos en un porcentaje de dilución más alto, del 3 %. Esta sinergia en particular se ocupa de los dolores de cabeza debidos a la tensión, así como de los dolores de cabeza en la zona de la frente y la cefalea en racimos. Masajear esta mezcla en el cuello, los hombros y las sienes (lejos de los ojos) puede ser beneficioso. Si es el estrés lo que provoca tus dolores de cabeza, dale una oportunidad a esta mezcla para *roll-on* calmante y antiespasmódica.

- 1 pipeta de plástico
- 3 gotas de aceite esencial de incienso
- 2 gotas de aceite esencial de menta bergamota
- 2 gotas de aceite esencial de bálsamo de copaiba
- 2 gotas de aceite esencial de lavanda
- 1 botella *roll-on* de vidrio ámbar o vidrio de cobalto de 10 ml
- 1 onza (29,6 ml) de cera de jojoba

1. Usando la pipeta, pon los aceites esenciales en la botella *roll-on*.
2. Llena el resto de la botella con la cera de jojoba, dejando espacio suficiente en la parte de arriba para la bola aplicadora, para que los aceites no rebosen.
3. Pon la bola aplicadora y tapa bien la botella.
4. Aplica la mezcla por vía tópica según sea necesario.

SOLO PARA NIÑOS

ACEITE DE MASAJE PARA EL CUELLO Y LOS HOMBROS

USO TÓPICO — Seguro a partir de los 2 años de edad

Esta mezcla [que tiene un título tan divertido]* está pensada especialmente para los niños. Hay muchos momentos en que los músculos de los niños están sobrecargados a causa de la actividad deportiva o del crecimiento acelerado. Mi hijo mayor no tiene la mejor postura y, en consecuencia, tiene los hombros tensos y cargados, pero esta mezcla le resulta útil. Frota en la zona deseada y a continuación aplica una compresa moderadamente caliente o una almohadilla térmica.

- 4 gotas de aceite esencial de lavanda
- 2 gotas de aceite esencial de manzanilla romana
- 2 gotas de aceite esencial de mejorana dulce
- 1 gota de aceite esencial de geranio
- 1 onza (29,6 ml) de cera de jojoba

1. Mezcla los aceites esenciales con la cera de jojoba en un recipiente de vidrio.
2. Utiliza la mezcla según sea necesario para aliviar los dolores y las molestias de tu hijo y ayudarlo a descansar cómodamente. Guarda la cantidad que no hayas usado en un lugar fresco.

* N. del T.: Como es una mezcla para niños, la autora, juega con las palabras y cambia *shoulders* ('hombros') por *soldiers* ('soldados'), de pronunciación similar. El juego se pierde en la traducción.

MEZCLA PARA *ROLL-ON* PARA LIBRARSE DEL DOLOR DE CABEZA

USO TÓPICO — Segura a partir de los 2 años de edad

Esta mezcla es una bendición para mi hijo mayor, que tiende a tener dolor de cabeza junto con los dolores de crecimiento. El aceite esencial de lavanda induce relajación y reduce el estrés, que es el responsable de más del cincuenta por ciento de los dolores de cabeza habituales. El aceite esencial de manzanilla romana tiene un efecto similar y además es muy antiinflamatorio, por lo que ayuda a lidiar con varias fuentes de tensión. El aceite esencial de incienso también tiene un efecto en varios tipos de dolores.[7]

- 1 pipeta de plástico
- 2 gotas de aceite esencial de lavanda
- 2 gotas de aceite esencial de manzanilla romana
- 1 gota de aceite esencial de mejorana dulce
- 1 gota de aceite esencial de incienso
- 1 botella *roll-on* de vidrio ámbar o vidrio de cobalto de 10 ml
- 9 ml aprox. de aceite portador

1. Usando la pipeta, pon los aceites esenciales en la botella *roll-on*.
2. Llena el resto de la botella con el aceite portador, dejando espacio suficiente en la parte de arriba para la bola aplicadora, para que los aceites no rebosen.
3. Pon la bola aplicadora y tapa bien la botella.
4. Aplica la mezcla por vía tópica según sea necesario.

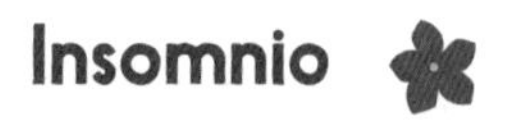

Insomnio

ACEITE DE MASAJE PARA TENER UN SUEÑO REPARADOR

USO TÓPICO — Seguro a partir de los 2 años de edad

Tomarnos tiempo para relajarnos es muy importante para conseguir dormir bien. Apagar los dispositivos electrónicos treinta minutos antes de intentar quedarnos dormidos nos ayudará a conciliar el sueño con mayor rapidez, y esta mezcla para masajes también tendrá este efecto. Esta sinergia es rica en ésteres, linalool y acetato de linalilo, por lo que ayuda a ablandar el cuerpo y aquietar la mente. Las investigaciones han mostrado que a los niños también los beneficia el tacto suave por parte de la madre, el padre o un cuidador de confianza, y la combinación de este tacto con estos aceites contribuirá a asegurar un buen descanso nocturno.[8]

- 5 gotas de aceite esencial de lavanda
- 2 gotas de aceite esencial de madera de *ho*
- 1 gota de aceite esencial de *petitgrain*
- 1 gota de aceite esencial de manzanilla romana
- 1 onza (29,6 ml) de aceite de semilla de uva

1. Mezcla los aceites esenciales con el aceite de semilla de uva en un recipiente de vidrio.
2. Masajea los brazos, el pecho y las piernas. Utiliza este aceite de masaje cuando sea necesario. Guarda la cantidad que no hayas usado en un lugar fresco.

MEZCLA PARA DIFUSOR PARA DESCONECTAR

INHALACIÓN PASIVA — Segura a partir de los 3 meses de edad

Uno de cada cuatro estadounidenses padece insomnio en algún momento de su vida. Esta proporción es astronómica y está aumentando, según un estudio del año 2018.[9] Creo que una de las razones de ello es que no somos capaces de desconectar del miedo y la preocupación. El insomnio puede ser temporal o crónico y puede poner en jaque la salud. El uso de aceites esenciales a la hora de acostarse ha ayudado a muchas personas a encontrar el sueño que tanto necesitaban. Comprueba si esta mezcla también te va bien a ti.

- 5 gotas de aceite esencial de bergamota
- 2 gotas de aceite esencial de incienso
- 2 gotas de aceite esencial de mirra
- 1 gota de aceite esencial de geranio

Pon los aceites esenciales en tu difusor favorito según las instrucciones del fabricante. Utiliza esta mezcla cuando sea necesario. Sigue las pautas para una difusión segura.

MEZCLA PARA DIFUSOR PARA TENER UN SUEÑO FELIZ

INHALACIÓN PASIVA — Segura a partir de los 3 meses de edad

El insomnio afecta a muchas personas por distintas razones, y los aceites esenciales que integran esta mezcla han resultado ser efectivos para tener un sueño reparador. Sin duda, esta mezcla te ayudará a relajarte y a prepararte para dormir. Estos aceites esenciales no tienen un alto contenido en ésteres o linalool, pero favorecen un descanso renovador. Activa el difusor treinta minutos antes de acostarte para que haga su efecto en la habitación.

- 4 gotas de aceite esencial de mandarina roja
- 2 gotas de aceite esencial de *ruh khus*
- 2 gotas de aceite esencial de sándalo australiano
- 1 gota de aceite esencial de nardo
- 1 gota de aceite absoluto de jazmín

Pon los aceites en tu difusor favorito según las instrucciones del fabricante. Utiliza esta mezcla cuando sea necesario. Sigue las pautas para una difusión segura.

SOLO PARA NIÑOS

ESPRAY PARA ALMOHADA «OJOS SOÑOLIENTOS»

INHALACIÓN PASIVA — Seguro a partir de los 2 años de edad

Un rociador aromático es una excelente alternativa a un difusor. Bajo tu supervisión, un niño mayor puede rociar el contenido sobre sus sábanas y su almohada; lo ayudará a sentirse empoderado para actuar si tiene problemas para conciliar el sueño debido al pensamiento excesivo, el miedo o las preocupaciones. Esta mezcla tiene un aroma realmente divino y ayudará a tu hijo a instalarse en el mundo de los sueños.

- 7 gotas de aceite esencial de naranja dulce
- 2 gotas de aceite esencial de cedro del Atlas
- 2 gotas de aceite esencial de *ylang-ylang*
- 1 gota de aceite esencial de manzanilla romana
- 1 botella de espray de vidrio de 60 ml
- ½ onza (14,8 ml) de alcohol de 95 grados o alcohol de perfumería
- Agua destilada

1. Pon los aceites esenciales dentro de la botella.
2. Añade el alcohol para que ayude a los aceites a disolverse.
3. Llena el resto de la botella con agua destilada.
4. Ponle la etiqueta y guárdala en un lugar fresco.

MEZCLA PARA DIFUSOR «A GUSTO COMO UN BICHO EN UNA ALFOMBRA»

INHALACIÓN PASIVA Segura a partir de los 3 meses de edad

El insomnio puede afectar a los niños en cualquier momento, como a los adultos. Y los aceites esenciales son excepcionalmente capaces de ayudar a propiciar un sueño reparador. Tanto el aceite esencial de lavanda como el de madera de *ho* son ricos en el componente químico linalool, que es un sedante suave pero efectivo. El aceite esencial de manzanilla romana es rico en ésteres, por lo que ayuda a fomentar una profunda sensación de calma y tranquilidad. El aceite esencial de incienso es una buena aportación porque al ser enraizador por naturaleza ayuda a detener el pensamiento excesivo. La sinergia con la que actúan estos cuatro aceites esenciales es palpable; además, esta mezcla huele maravillosamente bien.

5 gotas de aceite esencial de lavanda
2 gotas de aceite esencial de incienso
2 gotas de aceite esencial de manzanilla romana
1 gota de aceite esencial de madera de *ho*

Pon los aceites esenciales en tu difusor favorito según las instrucciones del fabricante. Sigue las pautas para una difusión segura.

MEZCLA PARA DIFUSOR PARA UNA NOCHE DE ENSUEÑO

INHALACIÓN PASIVA — Segura a partir de los 3 meses de edad

Esta mezcla ha sido concebida específicamente para los niños y es segura a partir de los tres meses de edad si se siguen las recomendaciones para una difusión segura que contiene este libro. Según Virginia Musacchio, de Stillpoint Aromatics, el aceite esencial de fragonia «ayuda a regular los temas mentales [y] emocionales, el estrés, la ansiedad, la depresión, la ira [y] el insomnio».[10] Compré mi primera botella de aceite esencial de fragonia en Stillpoint Aromatics y he usado este aceite en mis mezclas para dormir desde entonces. Esta sinergia entre aceites esenciales hará que tus hijos se duerman enseguida. Inicia la difusión antes de que se acuesten por la noche.

- 4 gotas de aceite esencial de lavanda
- 3 gotas de aceite esencial de fragonia
- 2 gotas de aceite esencial de mandarina roja
- 1 gota de aceite esencial de nardo

Pon los aceites esenciales en tu difusor favorito según las instrucciones del fabricante. Utiliza esta mezcla cuando sea necesario. Sigue las pautas para una difusión segura.

Pérdida de libido 

ACEITE DE MASAJE PARA UNA CITA NOCTURNA

USO TÓPICO — Seguro a partir de los 2 años de edad

Aunque es seguro aplicar estos aceites esenciales, por vía tópica, a los niños de dos años y mayores de esta edad, este aceite de masaje es para los adultos. Una libido baja es un problema muy real, e incluso algo tan simple como el estrés puede afectar al deseo sexual. Este aceite de masaje ayuda a propiciar la relajación y la intimidad; alivia el estrés y estimula el apetito sexual.

- 5 gotas de aceite esencial de naranja dulce
- 2 gotas de aceite esencial de davana
- 1 gota de aceite absoluto de jazmín
- 1 gota de aceite esencial de sándalo australiano
- 1 onza (29,6 ml) de cera de jojoba sola o con vainilla macerada (ver el consejo que se ofrece en la página 148)

1. Mezcla los aceites con la cera de jojoba en un recipiente de vidrio.
2. Crea el ambiente y masajea a tu pareja, sin más expectativas que la de facilitar una conexión profunda. Utiliza esta mezcla cuando sea necesario. Guarda en un lugar fresco el contenido sobrante.

MEZCLA PARA DIFUSOR PARA LEVANTAR LA LIBIDO

INHALACIÓN PASIVA — Segura a partir de los 3 meses de edad

Aunque estos aceites esenciales son seguros, pulverizados, a partir de los tres meses de edad, esta mezcla está pensada para los adultos exclusivamente. El aceite esencial de sándalo australiano, uno de mis cinco aceites esenciales favoritos, está incluido en esta mezcla pensando en los hombres; muchos afirman que tiene propiedades afrodisíacas para ellos. El aceite absoluto de jazmín, con su aroma sensual y evocador, se encuentra entre los aceites esenciales más recomendados para ayudar a estimular la libido baja; con un poco basta. Por último, el aceite esencial de neroli calma el sistema nervioso para ayudarnos a estar predispuestos.

- 5 gotas de aceite esencial de sándalo australiano
- 2 gotas de aceite esencial de neroli
- 2 gotas de aceite absoluto de jazmín
- 1 gota de aceite esencial de *ylang-ylang*

Pon los aceites en tu difusor favorito según las instrucciones del fabricante. Activa el dispositivo y a ver qué pasa. Sigue las pautas para una difusión segura.

SALES DE BAÑO PARA ABRAZAR LA FEMINIDAD (MEZCLA MAESTRA)

USO TÓPICO — Seguras a partir de los 5 años de edad

Esta fórmula de aceites esenciales para baño está pensada para la libido femenina. Animo a las mujeres a ponerse en contacto con su feminidad con la mayor frecuencia posible. Acéptala, cultívala y vívela. La sexualidad, la feminidad y la condición de mujer tienen que ver con una misma, la autoconciencia y la expansión, y esta mezcla te anima a conectarte con el yo femenino.

- 1 botella de vidrio oscuro de 5 ml
- 20 gotas de aceite esencial de naranja dulce
- 8 gotas de aceite esencial de helicriso
- 7 gotas de aceite esencial de rosa damascena
- 5 gotas de aceite esencial de pachuli
- 1 cucharada (14,8 ml) de aceite portador
- 1 taza (236,6 ml) de sales de Epsom (opcional)
- ½ taza (118,3 ml) de crema de coco entera (opcional)

1. Combina los aceites esenciales en la botella de vidrio para hacer una mezcla maestra. Guárdala en un lugar fresco hasta el momento de usarla.
2. Mezcla entre cinco y siete gotas de la mezcla maestra con el aceite portador y añade este contenido a las sales de Epsom, si las usas, o directamente al agua en la que te vas a bañar. Si utilizas la crema de coco, añádela al agua del baño en último lugar. Aquieta la mente y disfruta del baño.

Bajada de defensas por estrés 

LIMPIADOR DE SUPERFICIES DURAS

INHALACIÓN PASIVA — Seguro a partir de los 2 años de edad

En esta mezcla de aceites esenciales, el porcentaje de dilución es relativamente alto, pues se trata de desinfectar las superficies duras y de acabar con los microbios indeseados presentes en el aire. Muchos de nosotros no queremos tener limpiadores químicos tóxicos en casa. Por fortuna, los aceites esenciales pueden limpiar las superficies duras y matar gérmenes, en favor de un hogar más saludable.

- 20 gotas de aceite esencial de limón
- 20 gotas de aceite esencial de lima
- 12 gotas de aceite esencial de ciprés
- 10 gotas de aceite esencial de abeto siberiano
- 10 gotas de aceite esencial de lavanda
- 1 botella de espray de vidrio de 120 ml
- 1 onza (29,6 ml) de alcohol de 95 grados o alcohol de perfumería
- Agua destilada

1. Pon los aceites esenciales dentro de la botella.
2. Añade el alcohol y mezcla.
3. Llena el resto de la botella con agua destilada. Agítala.
4. Ponle la etiqueta y guárdala en un lugar fresco.
5. Deja que el líquido pulverizado permanezca diez minutos en las superficies duras antes de extenderlo con un trapo.

MEZCLA PARA DIFUSOR PARA DESCANSAR Y RECUPERARSE

INHALACIÓN PASIVA — Segura a partir de los 3 meses de edad

No todas las mezclas de aceites esenciales son como parecen a primera vista. Hay aceites que, en general, no son considerados potenciadores del sistema inmunitario que, pese a ello, lo refuerzan. Un estrés elevado nos desgasta y hace que estemos más vulnerables frente a las enfermedades; por lo tanto, si rebajamos nuestro estrés, por lógica deberíamos enfermar menos a menudo. Si sabes que estás pasando por una situación estresante que puede prolongarse un tiempo, asegúrate de cuidar de ti mismo más de lo habitual. Pulveriza esta mezcla a menudo y descansa incluso más.

- 4 gotas de aceite esencial de lavanda
- 3 gotas de aceite esencial de naranja dulce
- 2 gotas de aceite esencial de madera de Buda
- 1 gota de aceite esencial de sándalo australiano

Pon los aceites esenciales en tu difusor favorito según las instrucciones del fabricante. Sigue las pautas para una difusión segura.

MEZCLA PARA DIFUSOR PARA ESTIMULAR EL SISTEMA INMUNITARIO (MEZCLA MAESTRA)

INHALACIÓN PASIVA — Segura a partir de los 3 meses de edad

Si alguien ha caído enfermo, pulveriza esta mezcla antimicrobiana en el hogar o la oficina para ayudar a que esa persona se recupere más rápido y para evitar la expansión de los gérmenes. Esta mezcla es segura y efectiva a partir de los tres meses de edad, a diferencia de algunos aceites esenciales populares antimicrobianos que hay en el mercado, que presentan interacciones que podrían no ser seguras. Pruébala con el fin de fortalecer tu sistema inmunitario.

- 1 botella de vidrio oscuro de 5 ml
- 10 gotas de aceite esencial de limón
- 10 gotas de aceite esencial de hoja de laurel
- 10 gotas de aceite esencial de naranja dulce
- 5 gotas de aceite esencial de bergamota
- 5 gotas de aceite esencial de mejorana dulce

1. Combina los aceites esenciales en la botella de vidrio para hacer una mezcla maestra. Guárdala en un lugar fresco hasta el momento de usarla.
2. Pon la mezcla en tu difusor favorito según desees y según las instrucciones del fabricante. Sigue las pautas para una difusión segura.

SOLO PARA NIÑOS

MEZCLA PARA DIFUSOR PROTECTORA (MEZCLA MAESTRA)

INHALACIÓN PASIVA — Segura a partir de los 3 meses de edad

Si tu hijo ha caído enfermo, es probable que su sistema inmunitario necesite ser reforzado; además, le irá bien contar con apoyo emocional. Mis hijos reaccionan de maneras muy diferentes cuando están malos; uno quiere tranquilidad en soledad, mientras que el otro necesita a su madre. Pulverizar esta mezcla en el hogar les ayuda a sentirse a gusto, a salvo y apoyados.

- 1 botella de vidrio oscuro de 5 ml
- 15 gotas de aceite esencial de abeto siberiano
- 10 gotas de aceite esencial de incienso
- 10 gotas de aceite esencial de naranja dulce
- 7 gotas de aceite esencial de pimienta rosa
- 3 gotas de aceite esencial de cedro del Atlas

1. Combina los aceites esenciales en la botella de vidrio para hacer una mezcla maestra. Guárdala en un lugar fresco hasta el momento de usarla.
2. Pon la mezcla en tu difusor favorito según desees y según las instrucciones del fabricante. Sigue las pautas para una difusión segura.

Traumas y trastorno de estrés postraumático (TEPT)

ACEITE DE UNCIÓN PARA DESCANSAR Y DIGERIR

USO TÓPICO — Seguro a partir de los 2 años de edad

La mayoría de las personas que padecen el TEPT manifiestan emociones de varias maneras: tienen pesadillas, sufren ataques de pánico y experimentan una sensación de ansiedad general constante. Si esto te ocurre a ti o le pasa a alguien a quien quieres, es tremendamente importante que hagáis terapia con el fin de tener una vida larga y feliz. Recomiendo este aceite de unción para que aporte una sensación de protección antes de salir de casa para estar fuera todo el día o antes de ir a dormir para recibir sus efectos terapéuticos durante el sueño.

- 4 gotas de aceite esencial de lavanda
- 2 gotas de aceite esencial de salvia romana
- 2 gotas de aceite esencial de raíz de angélica
- 1 gota de aceite esencial de geranio
- 1 onza (29,6 ml) de cera de jojoba

1. Mezcla los aceites esenciales con la cera de jojoba en un recipiente de vidrio.
2. Utiliza esta mezcla cuando sea necesario; aplícala sobre tus chakras e inhala profundamente. Guarda en un lugar fresco el contenido sobrante.

INHALADOR DE AROMATERAPIA PARA OBTENER UNA MEJOR PERSPECTIVA

INHALACIÓN DIRECTA   Seguro a partir de los 5 años de edad

Para las personas que están lidiando con algún trauma o con el TEPT puede ser importante llevar encima un inhalador de aromaterapia, ya que en cualquier momento podrían encontrarse con una situación que desencadenase sus síntomas. Si tu trauma hace que albergues una ira que debes soltar, el aceite esencial de milenrama puede ayudarte a expresarte de una manera más saludable y positiva. El aceite esencial de helicriso te ayuda a tener la valentía que necesitas para saber que puedes manejar lo que sea que te depare la vida.

- 4 pipetas de plástico
- 5 gotas de aceite esencial de milenrama
- 4 gotas de aceite esencial de bergamota
- 4 gotas de aceite esencial de lima
- 2 gotas de aceite esencial de helicriso
- 1 inhalador de aromaterapia

1. Usando las pipetas, pon los aceites esenciales en la mecha de algodón del inhalador y cierra bien la tapa.
2. Lleva el inhalador contigo. Abre la tapa e inhala despacio varias veces para mitigar la ansiedad cuando se presente.

MEZCLA PARA DIFUSOR PARA SALIR DEL CÍRCULO VICIOSO

INHALACIÓN PASIVA — Segura a partir de los 3 meses de edad

Las personas que están lidiando con un trauma o con el TEPT necesitan apoyo, y esto puede significar algo diferente según el individuo. Los *shocks*, los traumas y el sistema parasimpático van de la mano. Estos aceites esenciales afectan positivamente al cuerpo a la vez que favorecen que la mente permanezca estable, que el corazón se ablande y se abra y que el sistema nervioso se mantenga fuerte. Si estás sufriendo, recuerda que no estás solo. Pide ayuda.

4 gotas de aceite esencial de jara pringosa
3 gotas de aceite esencial de helicriso
2 gotas de aceite esencial de incienso
1 gota de aceite esencial de rosa damascena

Pon los aceites esenciales en tu difusor favorito según las instrucciones del fabricante. Sigue las pautas para una difusión segura.

Trastorno afectivo estacional (TAE) 

INHALADOR DE AROMATERAPIA PARA CUANDO SE ANHELA LA PRIMAVERA

INHALACIÓN DIRECTA   Seguro a partir de los 5 años de edad

El aceite esencial de manzanilla romana es muy calmante y un estudio ha hallado que podría ser útil en el tratamiento del trastorno de ansiedad generalizada, que a menudo es una consecuencia del TAE.[11] Sus efectos son entre suaves y moderados, pero puede percibirse una diferencia palpable cuando se utiliza en sinergia con aceites esenciales cítricos. Lleva encima este inhalador de aromaterapia a lo largo del día cuando tu estado de ánimo necesite un impulso.

5 pipetas de plástico
6 gotas de aceite esencial de naranja dulce
3 gotas de aceite esencial de mandarina roja
3 gotas de aceite esencial de mejorana dulce
2 gotas de aceite esencial de manzanilla romana
1 gota de aceite esencial de vetiver
1 inhalador de aromaterapia

1. Usando las pipetas, pon los aceites esenciales en la mecha de algodón del inhalador y cierra bien la tapa.
2. Lleva el inhalador contigo. Abre la tapa e inhala despacio varias veces en los sombríos meses de invierno, según necesites.

MEZCLA PARA DIFUSOR PARA COMBATIR EL SOPOR INVERNAL

INHALACIÓN PASIVA — Segura a partir de los 3 meses de edad

La terapia de luz brillante combinada con la inhalación de aceites esenciales es más efectiva para tratar el TAE que cualquiera de estos tratamientos solo, según un estudio del año 2016.[12] Los resultados del estudio mostraron una reducción de la presión sanguínea y del ritmo cardíaco, así como una mejora del estado de ánimo general. Pon esta mezcla en tu difusor cuando te estés preparando para empezar el día. Puede ser beneficiosa para toda la familia.

- 4 gotas de aceite esencial de bergamota
- 3 gotas de aceite esencial de pimienta rosa
- 2 gotas de aceite esencial de lavanda
- 1 gota de aceite esencial de *petitgrain*

Pon los aceites esenciales en tu difusor favorito según las instrucciones del fabricante. Sigue las pautas para una difusión segura.

MEZCLA PARA DIFUSOR PARA OBTENER CONSUELO Y ESPERANZA

INHALACIÓN PASIVA — Segura a partir de los 3 meses de edad

El TAE es un trastorno del ánimo que se da mucho en el hemisferio norte.[13] Cuanto más al norte vivimos, menos sol obtenemos en invierno. En este caso podemos beneficiarnos de la fototerapia, los aceites esenciales y una ingesta adicional de vitamina D, por nombrar solo unos cuantos tratamientos. Los aceites cítricos son, con diferencia, los aceites esenciales más buscados para la depresión y los estados de ánimo alterados.[14] La inhalación directa de una mezcla de aceites esenciales cítricos puede levantar el ánimo y ayudar mucho a las personas que padecen el TAE. Esta mezcla es una de las tres que recomiendo.

- 4 gotas de aceite esencial de limón
- 3 gotas de aceite esencial de mandarina roja
- 2 gotas de aceite esencial de bergamota
- 1 gota de aceite absoluto de jazmín

Pon los aceites en tu difusor favorito según las instrucciones del fabricante. Sigue las pautas para una difusión segura.

Meditación y yoga ✿

MEZCLA PARA DIFUSOR «INHALA, EXHALA»

INHALACIÓN PASIVA — Segura a partir de los 3 meses de edad

Esta mezcla puede restablecer la calma en los momentos turbulentos. El aceite esencial de manzanilla del Cabo nos lleva a recuperar el equilibrio y a respirar profundamente otra vez. El aceite esencial de madera de Buda, combinado con el de manzanilla del Cabo, nos ayuda a enraizarnos en la Madre Tierra cuando nos sentimos livianos y ansiosos. Por último, el aceite esencial de lavanda, junto con un poco de aceite esencial de tanaceto azul, tiene un efecto protector y estimulante. Prueba a usar esta mezcla cuando sientas que estás entrando en pánico o utilízala antes de experimentar una situación que sabes que te perturbará.

- 4 gotas de aceite esencial de manzanilla del Cabo
- 3 gotas de aceite esencial de lavanda
- 2 gotas de aceite esencial de madera de Buda
- 1 gota de aceite esencial de tanaceto azul

Pon los aceites esenciales en tu difusor favorito según las instrucciones del fabricante. Sigue las pautas para una difusión segura.

MEZCLA PARA DIFUSOR PARA EL DESPERTAR ESPIRITUAL

INHALACIÓN PASIVA — Segura a partir de los 3 meses de edad

¿Sientes que estás a las puertas de un gran avance? ¿Has estado trabajando diligentemente en tu mejora personal y sientes que estás a punto de recibir una revelación o de tener un despertar espiritual? Haz caso a estas sensaciones y cree que esto puede suceder. Esta mezcla para difusor puede ayudarte a permanecer con tu verdad y realizar tu poder en estos momentos. Esta sinergia es extremadamente estimulante y alentadora; te proporcionará las vibraciones que necesitas para darte cuenta de que ha llegado el momento de que emprendas la acción en tu vida.

- 4 gotas de aceite esencial de bergamota
- 3 gotas de aceite esencial de jara pringosa
- 2 gotas de aceite esencial de mirra
- 1 gota de aceite esencial de neroli

Pon los aceites esenciales en tu difusor favorito según las instrucciones del fabricante. Sigue las pautas para una difusión segura.

MEZCLA PARA DIFUSOR PARA RELAJARSE Y SENTIRSE EN PAZ Y CONECTADO (MEZCLA MAESTRA)

INHALACIÓN PASIVA Segura a partir de los 3 meses de edad

El aceite esencial de elemí tiene protagonismo en esta mezcla debido a su aroma alimonado, especiado y cálido, y a la capacidad que tiene de ayudarnos a sentirnos a salvo y en unión con nosotros mismos y nuestro entorno. Los aceites esenciales de cardamomo y naranja dulce completan esta maravillosa sinergia de aceites concebida para ser usada en los rituales de cuidado personal que más nos gustan, como pueden ser escribir en un diario, hacer yoga, meditar o darnos un baño.

1 botella de vidrio de 5 ml
10 gotas de aceite esencial de cardamomo
10 gotas de aceite esencial de naranja dulce
10 gotas de aceite esencial de elemí
5 gotas de aceite esencial de *ruh khus*
5 gotas de aceite esencial de sándalo australiano

1. Combina los aceites esenciales en la botella de vidrio para hacer una mezcla maestra. Guárdala en un lugar fresco hasta el momento de usarla.
2. Pon la mezcla en tu difusor favorito según desees y según las instrucciones del fabricante. Sigue las pautas para una difusión segura.

Mezclas protectoras

INHALADOR DE AROMATERAPIA PARA EXPRESARSE CON CLARIDAD

INHALACIÓN DIRECTA Seguro a partir de los 5 años de edad

Esta mezcla para inhalador de aromaterapia estimulante, energizante y a la vez enraizadora es perfecta cuando nos sentimos incomprendidos, inquietos e irritables. Los aceites esenciales derivados de árboles incluidos en esta mezcla apoyan nuestro crecimiento a la vez que mantenemos nuestras raíces. Acude a esta sinergia para que te ayude a expresar claramente tus pensamientos y sentimientos cuando sea necesaria una comunicación amable y compasiva. Di tu verdad, fortalece tu determinación y da el siguiente paso hacia la sanación.

- 4 pipetas de plástico
- 8 gotas de aceite esencial de lima
- 3 gotas de aceite esencial de ciprés
- 3 gotas de aceite esencial de abeto negro
- 1 gota de aceite esencial de abeto siberiano
- 1 inhalador de aromaterapia

1. Usando las pipetas, pon los aceites esenciales en la mecha de algodón del inhalador y cierra bien la tapa.
2. Lleva el inhalador contigo. Abre la tapa e inhala despacio varias veces, según necesites.

MEZCLA PARA DIFUSOR PARA PURIFICAR LA ENERGÍA

INHALACIÓN PASIVA — Segura a partir de los 3 meses de edad

Si bien estos aceites esenciales son seguros, desde el punto de vista aromático, a partir de los tres meses de edad, esta mezcla energética está pensada para los niños mayores y los adultos que experimenten ansiedad. El aceite esencial de incienso es tal vez uno de los que más protegen la energía entre todos los que existen; su aroma es dulce y ligero. El aceite esencial de palo santo preserva nuestro espacio emocional cuando nos abruma la energía negativa de otras personas y el aceite esencial de rosa damascena contribuye a protegernos a la vez que mantiene abierto y fuerte nuestro corazón.

- 5 gotas de aceite esencial de incienso
- 2 gotas de aceite esencial de mirra
- 2 gotas de aceite esencial de palo santo
- 1 gota de aceite esencial de rosa damascena

Pon los aceites esenciales en tu difusor favorito según las instrucciones del fabricante. Sigue las pautas para una difusión segura. Otra opción es que adaptes la cantidad de gotas para usar esta mezcla en un inhalador de aromaterapia cuando te encuentres en espacios públicos abarrotados o ruidosos.

PERFUME PARA GOZAR DE UN REFUGIO PERSONAL

USO TÓPICO — Seguro a partir de los 2 años de edad

Esta mezcla de aceites única en una base de cera de jojoba nos permite llevar nuestro refugio personal con nosotros allí adonde vayamos. El aceite esencial de cedro del Atlas es el protagonista del perfume, con su capacidad de evocar resistencia, fuerza y resiliencia. Este aceite asombroso te ayudará a recordar lo poderoso que eres. El aceite absoluto de jazmín y el aceite esencial de *ylang-ylang* suavizan los aceites esenciales de cedro del Atlas y vetiver; aportan unos aromas embriagadores y florales divinos.

- 4 gotas de aceite esencial de cedro del Atlas
- 2 gotas de aceite absoluto de jazmín
- 2 gotas de aceite esencial de vetiver
- 1 gota de aceite esencial de *ylang-ylang*
- 9 gotas de cera de jojoba sola o con vainilla macerada (ver el consejo que se ofrece en la página 148)

1. Combina los aceites con la cera de jojoba en un recipiente de vidrio.
2. Aplica la mezcla a puntos del cuello y las muñecas, masajeando para que penetre en la piel. Guarda en un lugar fresco el contenido sobrante.

Baños con aromaterapia 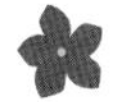

BOMBA DE BAÑO PARA MIMARSE Y RELAJARSE

USO TÓPICO — Segura a partir de los 5 años de edad

Mímate con esta mezcla de aceites esenciales celestial y floral y prepárate para dormir profundamente.

- 1 taza (236,6 ml) de bicarbonato de sodio
- ½ taza (118,3 ml) de ácido cítrico
- ½ taza (118,3 ml) de polvo de arrurruz
- 2 ¼ cucharadas (33,3 ml) de aceite de semilla de uva
- ½ cucharada (7,4 ml) de extracto de vainilla
- 20 gotas de aceite esencial de lavanda
- 10 gotas de aceite esencial de geranio
- 8 gotas de aceite esencial de *petitgrain*
- 2 gotas de aceite absoluto de jazmín
- ¾ de cucharada (11,1 ml) de agua destilada
- Tus moldes de acero inoxidable o silicona favoritos

1. En un cuenco, mezcla el bicarbonato de sodio, el ácido cítrico y el polvo de arrurruz.
2. En otro recipiente mezcla todos los aceites (incluido el de semilla de uva), el extracto de vainilla y el agua.
3. Procediendo con lentitud, combina los ingredientes húmedos con los ingredientes secos, removiendo hasta que todo quede bien mezclado.
4. Emplea los moldes para hacer las bolas.
5. Deja reposar las bolas para que se sequen y se endurezcan.
6. Utiliza una bola cada vez dejándola caer en el agua cuando ya estés en la bañera.

BOMBA DE BAÑO «PARAÍSO EFERVESCENTE»

USO TÓPICO — Segura a partir de los 5 años de edad

Cierra los ojos e imagínate en una playa soleada. ¡No olvides tu bebida con su correspondiente paraguas de cóctel!

- 1 taza (236,6 ml) de bicarbonato de sodio
- ½ taza (118,3 ml) de ácido cítrico
- ½ taza (118,3 ml) de polvo de arrurruz
- 2 cucharadas y cuarto (33,3 ml) de aceite de semilla de uva
- ½ cucharada (7,4 ml) de extracto de vainilla
- ¾ de cucharada (11,1 ml) de agua destilada
- 20 gotas de aceite esencial de naranja dulce
- 7 gotas de aceite esencial de mandarina roja
- 5 gotas de aceite esencial de cardamomo
- 5 gotas de aceite esencial de sándalo australiano
- 3 gotas de aceite esencial de *ylang-ylang*
- Tus moldes de acero inoxidable o silicona favoritos

1. En un cuenco, mezcla el bicarbonato de sodio, el ácido cítrico y el polvo de arrurruz.
2. En otro recipiente mezcla el aceite de semilla de uva, el extracto de vainilla, el agua y los aceites esenciales.
3. Procediendo con lentitud, combina los ingredientes húmedos con los ingredientes secos, removiendo sin parar hasta que todo quede bien mezclado.
4. Utiliza los moldes para hacer las bolas.
5. Deja reposar las bolas para que se sequen y se endurezcan.
6. Utiliza una bola cada vez dejándola caer en el agua cuando ya estés en la bañera.

MEZCLA PARA BAÑO PARA ENCONTRAR ALIVIO

USO TÓPICO — Segura a partir de los 5 años de edad

El cuidado personal es increíblemente importante y debería constituir un hábito diario. Cuanta más dicha podamos acoger en nuestra vida, más tranquilos y relajados estarán nuestra mente y nuestro cuerpo, de una forma placentera y apacible. El aceite esencial de cardamomo está indicado para las preocupaciones y contribuye a aportar equilibrio y claridad. El aceite esencial de rosa damascena tiene que ver con el corazón, la moderación, la apertura, la confianza y el amor por uno mismo. Una advertencia: es posible que no quieras salir de la bañera, así que corre el pestillo de la puerta.

- 4 gotas de aceite esencial de cardamomo
- 3 gotas de aceite esencial de rosa damascena
- 1 cucharada (14,8 ml) de aceite portador
- 1 taza (236,6 ml) de sales de Epsom (opcional)
- ½ taza (118,3 ml) de crema de coco entera (opcional)

Combina los aceites esenciales con el aceite portador en un recipiente de vidrio y añade este contenido a las sales de Epsom, si las usas, o directamente al agua en la que te vas a bañar. Si utilizas la crema de coco, añádela al agua de la bañera en último lugar.

ACEITE PARA LOS SENOS

SINERGIA PARA LA SALUD DE LOS SENOS

USO TÓPICO Segura a partir de los 2 años de edad. Fototóxica

Esta mezcla está pensada para las mujeres como parte de su rutina de cuidado de los senos. Masajea con ella a diario el tejido mamario, incluido el cuadrante superior derecho, cerca de la axila. Masajea en círculos lentos y date un poco de amor de calidad. Esta es una magnífica actividad preventiva que he adaptado de la fórmula en línea de Robert Tisserand.[15]

- 10 gotas de aceite esencial de limón
- 5 gotas de aceite esencial de bergamota
- 5 gotas de aceite esencial de pimienta rosa
- 6 gotas de aceite esencial de bálsamo de copaiba
- 3 gotas de aceite esencial de cedro del Atlas
- 2 onzas (59,15 ml) de aceite de granada (aceite portador)
- 2 onzas (59,15 ml) de aceite de semillas de rosa mosqueta (aceite portador)

Mezcla los aceites esenciales con los aceites portadores de granada y semillas de rosa mosqueta en un recipiente de vidrio para el uso diario. Guarda en un lugar fresco el contenido que no hayas utilizado. Si te aplicas la mezcla enseguida después de bañarte, asegúrate de que no entre nada de humedad en el recipiente, pues estimularía la proliferación de microorganismos.

BAÑOS DE PIES

BAÑO DE PIES CALENTADOR

USO TÓPICO — Seguro a partir de los 5 años de edad

Esta mezcla calentadora de aceites esenciales de cardamomo, mandarina roja y rosa damascena proporciona un buen alivio después de un día ajetreado. Agarra tu libro favorito y mímate un poco. Te lo mereces.

- 2 gotas de aceite esencial de cardamomo
- 1 gota de aceite esencial de mandarina roja
- 1 gota de aceite esencial de rosa damascena
- 1 cucharada (14,8 ml) de cera de jojoba
- ½ taza (118,3 ml) de sales de Epsom
- ¼ de taza (59,1 ml) de sal rosa del Himalaya

Mezcla bien los aceites esenciales, la cera de jojoba, las sales de Epsom y la sal rosa del Himalaya en un cuenco de vidrio o acero inoxidable que contenga agua moderadamente caliente. Pon en remojo tus pies cansados y doloridos.

BAÑO DE PIES VIGORIZADOR

USO TÓPICO — Seguro a partir de los 5 años de edad

Prueba este baño de pies vigorizador para los pies cansados. Es una actividad de cuidado personal excelente después de un día largo y especialmente útil antes de hacerse uno mismo la pedicura.

- 2 gotas de aceite esencial de menta bergamota
- 2 gotas de aceite esencial de naranja dulce
- 1 cucharada (14,8 ml) de cera de jojoba
- ½ taza (118,3 ml) de sales de Epsom
- ¼ de taza (59,1 ml) de sal rosa del Himalaya

Mezcla bien los aceites esenciales, la cera de jojoba, las sales de Epsom y la sal rosa del Himalaya en un cuenco de vidrio o acero inoxidable que contenga agua moderadamente caliente. Pon en remojo tus pies cansados y doloridos.

EXFOLIANTES

EXFOLIANTE RECONFORTANTE

USO TÓPICO — Para adultos

Este exfoliante de azúcar está pensado para exfoliar y mimar las pieles adultas. No debe usarse con los niños, que tienen una piel más sensible.

- 10 gotas de aceite esencial de sándalo australiano
- 5 gotas de aceite esencial de lavanda
- 5 gotas de aceite esencial de salvia romana
- ½ taza (118,3 ml) de aceite de coco o aceite de oliva virgen extra
- 1 taza (236,6 ml) de azúcar granulado, preferiblemente orgánico

1. Mezcla los aceites esenciales, el aceite de coco y el azúcar en un pequeño frasco de cristal con tapa.
2. Utiliza el exfoliante en la ducha o la bañera antes de hacer correr el agua; después enjuágalo. Asegúrate de no meter los dedos húmedos en el recipiente, para evitar contaminar el producto que no hayas utilizado.

EXFOLIANTE ENERGIZANTE

USO TÓPICO — Para adultos

Utilizo un exfoliante de café una o dos veces a la semana. De resultas de ello, rara vez necesito hidratar la piel a lo largo de la semana. Después de tomar una taza de café por la mañana, pongo los posos húmedos en un tazón pequeño y lo empleo para hacer este exfoliante.

- 2 cucharadas aprox. (unos 30 ml) de posos de café húmedos
- 1 cucharada (14,8 ml) de aceite de oliva virgen extra
- 1 cucharadita (4,9 ml) de extracto de vainilla orgánico o 3 gotas de aceite esencial (p. ej. de manzanilla romana, incienso, lavanda o menta bergamota)

1. Mezcla los posos de café, el aceite de oliva y el extracto de vainilla o el aceite esencial en un pequeño frasco de cristal con tapa.
2. Utiliza el exfoliante en la ducha o la bañera antes de hacer correr el agua; después enjuágalo. Asegúrate de no meter los dedos húmedos en el recipiente, para evitar contaminar el producto que no hayas utilizado.

EXFOLIANTE SUPREMO

USO TÓPICO — Para adultos

¿Tienes las manos encallecidas a causa de trabajar con la tierra del jardín o el huerto o los talones descamados por caminar descalzo con demasiada frecuencia? Esta mezcla es mi fórmula exfoliante suprema, destinada solo a las zonas de piel endurecidas, como las que pueden encontrarse en las manos, los pies y los codos.

- 10 gotas de aceite esencial de cedro del Atlas
- 7 gotas de aceite esencial de bálsamo de copaiba
- ½ taza (118,3 ml) de aceite de oliva virgen extra
- 2 cucharadas (29,6 ml) de miel cruda, ablandada
- 2 tazas (473,2 ml) de azúcar granulado, preferiblemente orgánico

1. Combina los aceites esenciales con el aceite de oliva en un recipiente de vidrio. Añade la miel y el azúcar y mezcla bien.
2. Masajea con un movimiento circular las zonas endurecidas y enjuaga.

EQUILIBRAR LOS CHAKRAS

CHAKRA RAÍZ: MEZCLA PARA *ROLL-ON* PARA ENCONTRAR LAS PROPIAS RAÍCES

USO TÓPICO — Para adultos

Nuestro chakra raíz representa la estabilidad, la cual incluye nuestras necesidades de supervivencia básicas, como las de refugio, comida y agua, y sentirnos en casa en nuestro cuerpo y en este planeta.[16] Enraizarte es la práctica más importante que puedes llevar a cabo para que tu chakra raíz se sienta seguro y protegido. Utiliza esta mezcla como coadyuvante.

1 pipeta de plástico
5 gotas de aceite esencial de pomelo
3 gotas de aceite esencial de incienso
2 gotas de aceite esencial de vetiver
1 botella *roll-on* de vidrio ámbar o vidrio de cobalto de 10 ml
9 ml aprox. de aceite portador

1. Usando la pipeta, pon los aceites esenciales en la botella *roll-on*.
2. Llena el resto de la botella con el aceite portador, dejando espacio suficiente en la parte de arriba para la bola aplicadora, para que los aceites no rebosen.
3. Pon la bola aplicadora y tapa bien la botella.
4. Aplica la mezcla por vía tópica según sea necesario.

CHAKRA SACRO: MEZCLA PARA *ROLL-ON* PARA ATRAER A LAS MUSAS

USO TÓPICO — Para adultos

Nuestro chakra sacro representa nuestra creatividad, nuestra sensualidad y todos nuestros sentidos.[17] Para equilibrar este chakra tenemos que enfocarnos en el fluir y la fluidez de nuestro lado creativo, realizar actividades que nos brinden placer y utilizar nuestros sentidos regularmente con mucha intención.

- 1 pipeta de plástico
- 5 gotas de aceite esencial de naranja dulce
- 3 gotas de aceite esencial de sándalo australiano
- 2 gotas de aceite esencial de rosa damascena
- 1 botella *roll-on* de vidrio ámbar o vidrio de cobalto de 10 ml
- 9 ml aprox. de aceite portador

1. Usando la pipeta, pon los aceites esenciales en la botella *roll-on*.
2. Llena el resto de la botella con el aceite portador, dejando espacio suficiente en la parte de arriba para la bola aplicadora, para que los aceites no rebosen.
3. Pon la bola aplicadora y tapa bien la botella.
4. Aplica la mezcla por vía tópica según sea necesario.

CHAKRA DEL PLEXO SOLAR: MEZCLA PARA *ROLL-ON* PARA MANIFESTAR EL PROPIO POTENCIAL

USO TÓPICO — Para adultos

El chakra del plexo solar representa nuestro poder personal, nuestra identidad y la recuperación del control de nuestra vida.[18] Para equilibrar este chakra necesitamos entrar en contacto con nuestros sentimientos, comportamientos y emociones, como comenté al principio del libro. Estos aceites trabajan para facilitar este proceso.

- 1 pipeta de plástico
- 5 gotas de aceite esencial de cardamomo
- 3 gotas de aceite esencial de davana
- 2 gotas de aceite esencial de pimienta negra
- 1 botella *roll-on* de vidrio ámbar o vidrio de cobalto de 10 ml
- 9 ml aprox. de aceite portador

1. Usando la pipeta, pon los aceites esenciales en la botella *roll-on*.
2. Llena el resto de la botella con el aceite portador, dejando espacio suficiente en la parte de arriba para la bola aplicadora, para que los aceites no rebosen.
3. Pon la bola aplicadora y tapa bien la botella.
4. Aplica la mezcla por vía tópica según sea necesario.

CHAKRA DEL CORAZÓN: MEZCLA PARA *ROLL-ON* PARA EL AMOR INCONDICIONAL

USO TÓPICO — Para adultos

Nuestro chakra del corazón tiene que ver totalmente con el amor, hacia los demás y hacia nosotros mismos.[19] ¿Alguna vez has tenido el corazón roto? ¿Alguna vez has experimentado el profundo sentimiento de pérdida de un ser querido? Tu chakra del corazón estaba afectado. Alimentar el perdón y la autocompasión es importante en estos períodos de la vida.

- 1 pipeta de plástico
- 5 gotas de aceite esencial de lima
- 3 gotas de aceite esencial de bálsamo de copaiba
- 2 gotas de aceite esencial de rododendro
- 1 botella *roll-on* de vidrio ámbar o vidrio de cobalto de 10 ml
- 9 ml aprox. de aceite portador

1. Usando la pipeta, pon los aceites esenciales en la botella *roll-on*.
2. Llena el resto de la botella con el aceite portador, dejando espacio suficiente en la parte de arriba para la bola aplicadora, para que los aceites no rebosen.
3. Pon la bola aplicadora y tapa bien la botella.
4. Aplica la mezcla por vía tópica según sea necesario.

CHAKRA DE LA GARGANTA: MEZCLA PARA *ROLL-ON* PARA EXPRESARSE CON CLARIDAD

USO TÓPICO — Para adultos

La expresión clara, decir la propia verdad, poner unos límites saludables: todo esto está representado por el chakra de la garganta.[20] Este chakra facilita que veamos lo que es cierto para nosotros y que no permitamos que nuestro ego invente historias o exprese lo que a veces he denominado nuestro(a) «chico(a) interior ruin». Utiliza esta mezcla para que te ayude a expresarte con claridad.

- 1 pipeta de plástico
- 5 gotas de aceite esencial de salvia romana
- 3 gotas de aceite esencial de tanaceto azul
- 2 gotas de aceite esencial de manzanilla romana
- 1 botella *roll-on* de vidrio ámbar o vidrio de cobalto de 10 ml
- 9 ml aprox. de aceite portador

1. Usando la pipeta, pon los aceites esenciales en la botella *roll-on*.
2. Llena el resto de la botella con el aceite portador, dejando espacio suficiente en la parte de arriba para la bola aplicadora, para que los aceites no rebosen.
3. Pon la bola aplicadora y tapa bien la botella.
4. Aplica la mezcla por vía tópica según sea necesario.

CHAKRA DEL TERCER OJO: MEZCLA PARA *ROLL-ON* PARA UNA CONCIENCIA APACIBLE

USO TÓPICO | Para adultos

El tercer ojo representa nuestro ser interior o nuestra intuición. Se dice que aquí es donde trascendemos la dualidad o la separación física del yo respecto del resto del mundo.[21] Aquí nosotros somos el mundo y el mundo está en nosotros. Aplica este aceite al tercer ojo durante la práctica meditativa.

- 1 pipeta de plástico
- 5 gotas de aceite esencial de mandarina roja
- 3 gotas de aceite esencial de pachuli
- 2 gotas de aceite esencial de elemí
- 1 botella *roll-on* de vidrio ámbar o vidrio de cobalto de 10 ml
- 9 ml aprox. de aceite portador

1. Usando la pipeta, pon los aceites esenciales en la botella *roll-on*.
2. Llena el resto de la botella con el aceite portador, dejando espacio suficiente en la parte de arriba para la bola aplicadora, para que los aceites no rebosen.
3. Pon la bola aplicadora y tapa bien la botella.
4. Aplica la mezcla por vía tópica según sea necesario.

CHAKRA DE LA CORONA: MEZCLA PARA *ROLL-ON* PARA CONECTAR CON LA FUENTE SUPERIOR

USO TÓPICO — Para adultos

El chakra de la corona, ubicado en la parte alta de la cabeza, representa nuestra conexión con la Madre Tierra. Cuando este chakra está equilibrado estamos conectados claramente con nuestro sistema de creencias, nuestros estados de conciencia elevados y, en lo que al bienestar emocional se refiere, nuestra capacidad de soltar cualquier creencia limitante que alberguemos sobre nosotros mismos.[22]

- 1 pipeta de plástico
- 5 gotas de aceite esencial de lavanda
- 3 gotas de aceite esencial de neroli
- 2 gotas de aceite absoluto de jazmín
- 1 botella *roll-on* de vidrio ámbar o vidrio de cobalto de 10 ml
- 9 ml aprox. de aceite portador

1. Usando la pipeta, pon los aceites esenciales y el aceite absoluto de jazmín en la botella *roll-on*.
2. Llena el resto de la botella con el aceite portador, dejando espacio suficiente en la parte de arriba para la bola aplicadora, para que los aceites no rebosen.
3. Pon la bola aplicadora y tapa bien la botella.
4. Aplica la mezcla por vía tópica según sea necesario.

Tabla de estados emocionales y vinculados a emociones

ESTADO (EMOCIONAL, ETC.)	SÍNTOMAS FÍSICOS	CÓMO SE SIENTE EL INDIVIDUO EMOCIONALMENTE	MEZCLA RECOMENDADA
(Sentirse) abrumado	Agotamiento, aturdimiento, dificultad para respirar, latidos rápidos, náuseas	Asfixiado, confuso, exhausto, presionado, sobrecargado	Aceite corporal para apaciguar el aura (página 113)
Aflicción/duelo	Angustia, dolor, dolor de cabeza, falta de apetito, insomnio	Acongojado, desesperado, desgraciado, en estado de negación, enojado, triste	Aceite corporal para ablandar el corazón (página 123)
Agotamiento	Cambios en el apetito, problemas digestivos, pérdida de peso o subida de peso	Ansioso, irritable, pesimista, sobrecargado	Mezcla para difusor para obtener consuelo y esperanza (página 190)
Ansiedad	Boca seca, dificultad para respirar, latidos acelerados, miembros entumecidos, pecho contraído, temblores	Angustiado, aterrado, descontrolado, intranquilo, muy inquieto, nervioso, piensa en los peores escenarios posibles	Inhalador de aromaterapia para darle un beso de despedida al agobio (página 121)
Apatía	Debilidad, depresión, miembros pesados, reflejos lentos, sistema inmunitario debilitado	Apagado o en estado de estupor, apático, cansado, desmotivado, exhausto, insensible	Mezcla para difusor para el despertar espiritual (página 192)

ESTADO (EMOCIONAL, ETC.)	SÍNTOMAS FÍSICOS	CÓMO SE SIENTE EL INDIVIDUO EMOCIONALMENTE	MEZCLA RECOMENDADA
(Sentirse) bloqueado	Incapacidad de concentrarse, irritabilidad, mayor estrés, trastornos del sueño	Confundido, desconectado, desmotivado, indeciso, inútil, vacío, vulnerable	Sales de baño para descansar tranquilamente (página 149)
Autoestima baja	Hipervigilancia respecto al entorno, comportamientos inhibidos, depresión, paranoia, trauma	Crítico, enjuiciador, frágil, insuficiente, le falta confianza, negativo, teme cometer errores	Bomba de ducha «¡qué día más feliz!» (página 120)
Depresión	Aislamiento, dolor, dolor de cabeza, fatiga, insomnio, llanto excesivo, retraimiento, sueño constante	Apenado, desamparado, desesperado, desesperanzado, desgraciado, desolado, enojado, llora con facilidad, pesimista, triste	Mezcla para difusor «saldrá el sol» (página 127)
Desaliento/Trastorno afectivo estacional	Cambios en el apetito, dolores y molestias, dormir demasiado, miembros pesados	Aislado, ansioso, apático, cansado, desmotivado, irritable, malhumorado	Mezcla para difusor para combatir el sopor invernal (página 189)
Desconexión	Ataques de pánico, escasa capacidad de concentración, hormigueo en las extremidades, niebla mental, sensación de estar fuera del cuerpo	Aislado, alienado, ansioso, desmotivado, despersonalizado, embotado, perdido, preocupado, retraído, vacío	Mezcla para difusor para purificar la energía (página 195)
Desesperanza/Trastorno de estrés postraumático	Depresión, dolor, escenas retrospectivas, menor capacidad de concentración, pesadillas, problemas de memoria	Abrumado, alienado, culpable, elusivo, indefenso, insensible, se autoinculpa, sobreexcitado	Aceite de unción para descansar y digerir (página 185)

ESTADO (EMOCIONAL, ETC.)	SÍNTOMAS FÍSICOS	CÓMO SE SIENTE EL INDIVIDUO EMOCIONALMENTE	MEZCLA RECOMENDADA
Dolor	Capacidad para realizar actividades limitada, dolores de cabeza, movilidad limitada, problemas estomacales	Ansioso, avergonzado, deprimido, enojado, estresado, incomprendido	Aceite de masaje para aliviar el dolor muscular (página 153)
Estrés	Dolores y molestias, dolor en el pecho, energía baja, insomnio, latidos rápidos, malestar estomacal, mandíbula apretada, mareo, resfriados y otras enfermedades frecuentes	A la defensiva, abrumado, agitado, agotado, aislado, ansioso, de mal humor, deprimido, negativo, solo	Aceite corporal para aliviar los dolores debidos a la tensión y el estrés (página 152)
Falta de atención	Agotamiento, energía baja, fatiga, niebla mental	Ansioso, embotado, enojado, frustrado, impulsivo, intranquilo, perdido	Chakra raíz: mezcla para *roll-on* para encontrar las propias raíces (página 206)
Fatiga	Fatiga, miembros pesados, noches sin dormir, olvidos y despistes	Desconectado, desesperanzado, enojadizo, irritable, llora mucho	Inhalador de aromaterapia para recargarse y espabilarse (página 136)
Fatiga mental	Dolores de cabeza, fatiga crónica, insomnio, menor productividad, niebla mental, pérdida del apetito, problemas de memoria	Aislado, apático, con miedo, desconectado, desmotivado, enojado, pesimista, susceptible	Mezcla para difusor revitalizadora (página 147)

ESTADO (EMOCIONAL, ETC.)	SÍNTOMAS FÍSICOS	CÓMO SE SIENTE EL INDIVIDUO EMOCIONALMENTE	MEZCLA RECOMENDADA
Frustración	Apretar las mandíbulas, inquietud, llanto, pecho contraído, suspiros	Decepcionado, derrotado, enojado, exasperado, molesto	Mezcla para difusor para dejar de fruncir el ceño (página 122)
Impotencia (falta de poder)	Incapacidad de concentrarse, irritabilidad, mayor estrés, trastornos del sueño	Improductivo, inquieto, inútil, indigno, vulnerable	Mezcla para *roll-on* enraizadora (página 165)
Inseguridad	Aislamiento, dolor, dolores de cabeza, insomnio, mayor estrés, pesimismo	Analiza demasiado, ansioso, con la autoestima baja, deprimido, intranquilo, irritable, nervioso, perfeccionista	Inhalador de aromaterapia «ten fe» (página 130)
Ira/enojo	Aislamiento social, dolor de cabeza, presión sanguínea alta, palpitaciones, paranoia	Ansioso, disgustado, furioso, irracional, irritado, resentido	Inhalador de aromaterapia para soltar la ira (página 126)
Irritabilidad	Latidos acelerados, menor deseo sexual, respiración acelerada, sofocos	Confundido, enojado, impaciente, irascible, malhumorado, molesto, resentido	Mezcla para difusor para estar alegre y contento (página 139)
Mal humor	Fatiga crónica, dificultad para concentrarse	Apático, enojado, impaciente, irascible, irritable, malhumorado, molesto, resentido	Inhalador de aromaterapia para recuperar la tranquilidad (página 144)

ESTADO (EMOCIONAL, ETC.)	SÍNTOMAS FÍSICOS	CÓMO SE SIENTE EL INDIVIDUO EMOCIONALMENTE	MEZCLA RECOMENDADA
Melancolía	Cambios en el apetito, fatiga, insomnio, subida de peso	Abatido, apesadumbrado, desalentado, sombrío	Mezcla para difusor para recuperar el entusiasmo (página 138)
Miedo	Latidos rápidos, náuseas, sudores, temblores	Ansioso, avergonzado, con pensamientos irracionales, estresado, nervioso, preocupado	Espray para limpiar la energía (página 134)
Negatividad	Irritabilidad, mayor estrés, mayor riesgo de enfermedad cardíaca, trastornos del sueño	Con la autoestima baja, hostil, indeciso, pesimista, siente lástima por sí mismo	Aceite de unción para sentirse alegre y feliz (página 124)
Nerviosismo	Dolor de cabeza, energía baja, latidos acelerados, malestar estomacal	Ansioso, aprensivo, asustadizo, nervioso, preocupado, temeroso, tenso	Sales de baño para inspirar esperanza (página 129)
Pánico	Aturdimiento, dificultad para respirar, dolores en el pecho, hormigueo en las extremidades, latidos rápidos, náuseas, sudoración	Con mucho miedo, confundido, desconectado, despistado, histérico, incapaz de centrarse, inestable, tenso	Aceite de unción para descansar y digerir (página 185)
Pensamiento excesivo	Agotamiento mental, problemas endocrinos	Analiza en exceso, ansioso, con la autoestima baja, crítico, inquieto, irritable, nervioso, piensa en los peores escenarios posibles	Inhalador de aromaterapia para dejar de pensar en exceso (página 117)

ESTADO (EMOCIONAL, ETC.)	SÍNTOMAS FÍSICOS	CÓMO SE SIENTE EL INDIVIDUO EMOCIONALMENTE	MEZCLA RECOMENDADA
Pérdida	Dolor de cabeza, dolores y molestias, falta de aliento, insomnio, pecho contraído	Afligido, confundido, desmotivado, en estado de negación, en estado de *shock*, enojado, no puede sentir, no se puede creer lo ocurrido, triste	Mezcla para difusor para salir del círculo vicioso (página 187)
Preocupación	Incapacidad de concentrarse, insomnio, latidos irregulares, mareo, temblores o espasmos	Ansioso, autoestima baja, crítico, demasiado preocupado por lo que piensan los demás, intranquilo, irritable, nervioso	Mezcla para difusor para desconectar (página 173)
Retraimiento	Aislamiento, depresión, dolor, dolores de cabeza, fatiga, insomnio	Afligido, desamparado, desesperado, desesperanzado, insensible, lastimado, perdido, pesimista, vulnerable	Mezcla para difusor para encontrar alivio y consuelo (página 128)
Tensión	Dolor, dolores de cabeza, energía baja, hombros tensos, mala postura, malestar estomacal	Abrumado, ansioso, deprimido, irritable	Aceite de masaje para aliviar la presión (página 167)
Trauma/Trastorno de estrés postraumático	Dolor, escenas retrospectivas, menor concentración, pesadillas, problemas de memoria	Ansioso, avergonzado, deprimido, elusivo, enojado, irritable, sensación de no tener el control, temeroso	Inhalador de aromaterapia para obtener una mejor perspectiva (página 186)

Tabla de aceites esenciales

ACEITE ESENCIAL	SE UTILIZA PARA TRATAR	RESULTADO DESEADO
Abeto negro	Agotamiento, sentirse abrumado	Calma, recuperación de la vitalidad, sentirse estimulado
Abeto siberiano	Exceso de análisis, inquietud, no sentirse conectado a tierra	Autoconfianza, estabilidad, fuerza
Albahaca dulce	Falta de motivación, fatiga mental, niebla mental	Ánimo, atención, energía
Bálsamo de copaiba	Ansiedad, depresión, trauma	Calma, tranquilidad
Bergamota	Depresión, fatiga, insomnio	Ánimo, equilibrio, relajación
Cáñamo	Angustia, sentirse sobrecargado	Moderación, alivio, tranquilidad
Cardamomo	Pánico, preocupación, tristeza	Alivio, calma, sentirse cuidado y protegido
Cedro del Atlas	Debilidad, inseguridad, retraimiento	Fuerza, resiliencia
Ciprés	Agotamiento, embotamiento, nerviosismo	Equilibrio, estabilidad, fuerza
Davana	Incertidumbre, mal humor, soledad	Ánimo, brillo, energía
Elemí	Aprensión, miedo, retraimiento	Calma, compasión, contento
Fragonia	Desequilibrio, falta de motivación, sentirse bloqueado	Armonía, equilibrio, motivación
Gálbano	Agitación, angustia	Calma, fuerza, tranquilidad
Geranio	Inquietud, mal humor, síndrome premenstrual	Ánimo, equilibrio, revitalización
Helicriso	Aflicción, desesperanza, pérdida	Compasión, motivación, perdón
Hoja de laurel	Autoestima baja, inseguridad, negatividad	Actitud positiva, confianza
Incienso	Angustia, debilidad, miedo	Limpieza, introspección, protección

ACEITE ESENCIAL	SE UTILIZA PARA TRATAR	RESULTADO DESEADO
Jara pringosa	Histeria, *shock*, trauma	Alivio, estabilidad, protección
Jazmín, absoluto de	Angustia, desaliento, frustración	Alivio, apacibilidad, esperanza
Lavanda	Agotamiento, angustia, estrés	Ablandamiento, autoconfianza, contento
Lavandín	Dolor, inquietud, tensión	Apoyo, ausencia de dolor, calma
Lima	Agotamiento, falta de concentración, pensamiento excesivo	Concentración, renovación, vivacidad
Limón	Agitación, angustia, tristeza	Energía, optimismo, revitalización
Madera de Buda	Desconexión, sentirse exhausto o nervioso	Atención plena, enraizamiento, estado contemplativo
Madera de *ho*	Estrés, nerviosismo, terror	Libertad, quietud, serenidad
Mandarina roja	Confusión, falta de motivación	Compasión, contento, reavivación
Manzanilla del Cabo	Aprensión, nerviosismo, sentirse abrumado	Atención plena, placidez, tranquilidad
Manzanilla romana	Irritabilidad, pánico, tensión nerviosa	Calma, estabilidad, sentirse cuidado y protegido
Mejorana dulce	Aflicción, pensamiento obsesivo, pérdida	Alivio, racionalidad, sentirse cuidado y protegido
Menta bergamota	Abatimiento, estrés, tensión	Armonía, claridad, felicidad
Milenrama	Enojo/ira, trauma	Carácter bondadoso, comprensivo y gentil
Mirra	Desequilibrio, embotamiento, falta de motivación	Apacibilidad, armonía, estabilidad
Naranja dulce	Ansiedad, preocupación, sentimientos de falta de merecimiento	Armonía, fe, gozo
Nardo	Agotamiento, disgusto, nervios de punta	Autocompasión, descanso, recuperación

ACEITE ESENCIAL	SE UTILIZA PARA TRATAR	RESULTADO DESEADO
Neroli	Incertidumbre, retraimiento, sensaciones de distancia	Ausencia de perturbaciones, claridad, estabilidad
Pachuli	Melancolía, sensaciones de distancia, vacío	Libertad, sentirse amado incondicionalmente, serenidad
Palo santo	Desconexión, desequilibrio, pesimismo	Conexión, dinamismo, lucidez
Petitgrain (granito francés)	Falta de concentración, pensamiento excesivo, preocupación	Alivio, apacibilidad, lucidez
Pimienta negra	Distracción, fatiga, miedo	Atención, concentración, energía
Pimienta rosa	Abatimiento, angustia, nerviosismo	Expansión, motivación, optimismo
Pomelo	Apatía, depresión, tristeza	Alegría, contento, despreocupación
Raíz de angélica	Negatividad, pensamiento excesivo constante, preocupación	Alegría, calma, optimismo
Rododendro	Aislamiento, negatividad, vulnerabilidad	Apertura, confianza, valentía
Rosa damascena	Aflicción, depresión, pérdida	Apertura de corazón, perdón, sanación
Ruh khus (vetiver salvaje)	Enojo/ira, fatiga, irritabilidad	Enraizamiento, equilibrio, satisfacción
Salvia romana	Agotamiento, melancolía, nervios	Descanso, equilibrio, euforia moderada
Sándalo australiano	Autocrítica, pensamiento excesivo, presión	Apacibilidad, cohesión interna, tranquilidad
Tanaceto azul	Angustia, impaciencia, pensamiento excesivo	Concentración, flexibilidad, relajación
Vetiver	Desequilibrio, gran excitabilidad, hiperactividad	Autoconfianza, estabilidad, tranquilidad
Ylang-ylang	Cambios de humor, miedo, tensión nerviosa	Armonía, ausencia de miedo, claridad

Notas

Introducción

1 Leah Morgan. «History of Essential Oils». Healingscents. Consultado el 5 de junio de 2019 en https://healingscents.net/blogs/learn/18685859-history-of-essential-oils.

Primera parte. SANACIÓN EMOCIONAL

1 Dalinda Isabel Sánchez-Vidaña, Shirley Pui-Ching Ngai, Wanjia He, Jason Ka-Wing Chow, Benson Wui-Man Lau y Hector Wing-Hong Tsang. (Enero de 2017). «The Effectiveness of Aromatherapy for Depressive Symptoms: A Systematic Review». *Evidence-Based Complementary and Alternative Medicine*, 1-21. DOI: 10.1155/2017/5869315.

2 Babar Ali, Naser Ali Al-Wabel, Saiba Shams, Aftab Ahamad, Shah Alam Khan y Firoz Anwar. (2015). «Essential Oils Used in Aromatherapy: A Systemic Review». *Asian Pacific Journal of Tropical Biomedicine*, 5 (8), 601-11. DOI: 10.1016/j.apjtb.2015.05.007.

Capítulo 1

1 Thich Nhat Hanh. (1992). *Peace Is Every Step: The Path of Mindfulness in Everyday Life*. Nueva York, EUA: Bantam/AJP. [En castellano: (2010). *Hacia la paz interior*. España: Debolsillo].

2 Snow Lotus. «About Aroma Acupoint Therapy TM». Consultado el 5 de junio de 2019 en www.snowlotus.org/about-aroma-acupoint-therapy-tm/.

3 The Tapping Solution Foundation. «Promoting the Healing Effects of EFT Tapping to People of All Ages around the World». Consultado el 5 de junio de 2019 en https://www.tappingsolutionfoundation.org/.

4 World Health Organization. «Frequently Asked Questions». Consultado el 5 de junio de 2019 en https://www.who.int/about/who-we-are/frequently-asked-questions.

5 Ronald Glaser y Janice K. Kiecolt-Glaser. (2005). «Stress-Induced Immune Dysfunction: Implications for Health». *Nature Reviews Immunology*, 5 (3), 243-251. DOI: 10.1038/nri1571.

6 Jane Buckle. (2015). *Clinical Aromatherapy: Essential Oils in Healthcare*. St. Louis, EUA: Elsevier, págs. 286-301.

7 Marieke B. Toffolo, Monique A. M. Smeets y Marcel A. van den Hout. (Mayo de 2011). «Proust Revisited: Odours as Triggers of Aversive Memories».

Journal of Cognition and Emotion, 26 (1), 83-92. DOI: abs/10.1080/0269 9931.2011.555475.
8 Fabrice Bartolomei, Stanislas Lagarde, Samuel Médina Villalon, Aileen Mcgonigal y Christian G. Bénar. (2016). «The "Proust Phenomenon": Odor-Evoked Autobiographical Memories Triggered by Direct Amygdala Stimulation in Human». *Cortex, 90*, 173-75. DOI: 10.1016/j.cortex.2016.12.005.
9 Universidad de Athabasca. «Olfactory Cilia». Consultado el 5 de junio de 2019 en psych.athabascau.ca/html/Psych402/Biotutorials/30/cilia.shtml.
10 Cynthia Deng. (16 de noviembre de 2011). «Aromatherapy: Exploring Olfaction». *Yale Scientific*, www.yalescientific.org/2011/11/aromatherapy-exploring-olfaction/.
11 Tisserand Institute. «How to Use Essential Oils Safely». Consultado el 5 de junio de 2019 en https://tisserandinstitute.org/safety/safety-guidelines/.
12 Madeline Vann. (Modificado por última vez el 22 de diciembre de 2009). «Massage and Emotional Wellness». Everyday Health, https://www.everydayhealth.com/emotional-health/the-benefits-of-massage.aspx.
13 National Cancer Institute. «NCI Dictionary of Cancer Terms». Consultado el 5 de junio de 2019 en https://www.cancer.gov/publications/dictionaries/cancer-terms/def/carrier-oil.
14 Susan Parker. (2015). *Power of the Seed: Your Guide to Oils for Health and Beauty*. Port Townsend (Washington), EUA: Process Media, pág. 138.

Capítulo 3

1 Jennifer Peace Rhind. (2015). *Aromatherapeutic Blending: Essential Oils in Synergy*. Londres, RU: Singing Dragon, págs. 18-19.
2 Jackie Tillett y Diane Ames. (2010). «The Uses of Aromatherapy in Women's Health». *Journal of Perinatal and Neonatal Nursing*, 24 (3), 238-245. DOI: 10.1097/jpn.0b013e3181ece75d.
3 Alice Leung, Swathi Balaji y Sundeep G. Keswani. (2013). «Biology and Function of Fetal and Pediatric Skin». *Facial Plastic Surgery Clinics of North America*, 21 (1), 1-6. DOI: 10.1016/j.fsc.2012.10.001.
4 Christina Anthis. (14 de agosto de 2014). «Safe Essential Oil Use with Babies and Children». The Hippy Homemaker. https://www.thehippyhomemaker.com/essential-oil-safety-babies-children/.
5 Liz Fulcher. «Would You Know if You Had an Essential Oil "Sensitization" Reaction?». Aromatic Wisdom Institute. Consultado el 5 de junio de 2019 en https://aromaticwisdominstitute.com/essential-oil-sensitization/.
6 «Volatile», *Merriam-Webster Dictionary*. Consultado el 5 de junio de 2019 en https://www.merriam-webster.com/dictionary/volatile.

7 Global Market Insights. (24 de octubre de 2018). «Essential Oils Market to Exceed USD 13 Billion by 2024». www.globenewswire.com/news-release/2018/10/24/1626070/0/en/Essential-Oils-Market-to-exceed-USD-13-billion-by-2024-Global-Market-Insights-Inc.html.
8 Robert Tisserand y Rodney Young. (2013). *Essential Oil Safety: A Guide for Health Care Professionals*, 2.ª edición. Edimburgo, RU: Churchill Livingstone, pág. 47.
9 Anthea Levi. (7 de marzo de 2017). «Fragrance Sensitivities Can Actually Be Very Severe, Study Finds». *Health*, https://www.health.com/allergy/fragrance-sensitivity-health-effects.
10 Abba. «Anointing Oil». Consultado el 5 de junio de 2019 en www.abbaoil.com/t-anointingoilteaching.aspx.
11 Sandhiya Ramaswamy. «The Benefits of Ayurveda Self-Massage "Abhyanga"». Chopra Center. Consultado el 5 de junio de 2019 en https://chopra.com/articles/the-benefits-of-ayurveda-self-massage-"abhyanga".

Capítulo 4

1 Kurt Schnaubelt. (1999). *Medical Aromatherapy: Healing with Essential Oils*. Berkeley (California), EUA: North Atlantic Books, pág. 187.
2 Holmes, «The Conifer Oils».
3 Eri Watanabe, Kenny Kuchta, Mari Kimura, Hans Wilhelm Rauwald, Tsutomu Kamei y Jiro Imanishi. (2015). «Effects of Bergamot (*Citrus bergamia* [Risso] Wright &Arn.) Essential Oil Aromatherapy on Mood States, Parasympathetic Nervous System Activity, and Salivary Cortisol Levels in 41 Healthy Females». *Complementary Medicine Research*, 22 (1), 43-49. DOI: 10.1159/000380989.
4 International Fragrance Association. «Bergamot Oil Expressed», https://ifrafragrance.org.
5 Patricia Davis. (1996). *Subtle Aromatherapy*. Saffron Walden, RU: C. W. Daniel Company, págs. 51-52.
6 Michele Navarra, Carmen Mannucci, Marisa Delbò y Gioacchino Calapai. (Marzo de 2015). «*Citrus bergamia* Essential Oil: From Basic Research to Clinical Application». *Frontiers in Pharmacology*, 6 (36). DOI: 10.3389/fphar.2015.00036.
7 Robert Tisserand. (10 de agosto de 2015). «Citrus Oils and Breast Health». Tisserand Institute, https://tisserandinstitute.org/citrus-oils-and-breast-health/.
8 Franjo Grotenhermen y Ethan B. Russo, editores. (2006). *Handbook of Cannabis Therapeutics: From Bench to Bedside*. Nueva York, EUA: Routledge, pág. 191.

9 Vito Mediavilla y Simon Steinemann. «Essential Oil of *Cannabis sativa* L. Strains». International Hemp Association. Consultado el 6 de junio de 2019 en http://www.internationalhempassociation.org/jiha/jiha4208.html.

10 Whole Spice. (30 de septiembre de 2013). «Cardamom: The Queen of Spices», https://wholespice.com/blog/cardamom-the-queen-of-spices/.

11 Jade Shutes. (21 de agosto de 2018). «Cardamom: Queen of Spices». New York Institute of Aromatic Studies, aromaticstudies.com/cardamom-queen-of-spices/.

12 Tisserand y Young. *Essential Oil Safety*, pág. 232.

13 Singaravel Sengottuvelu. (2011). «Cardamom (*Elettariacardamomum Linn. Maton*) Seeds in Health», en *Nuts and Seeds in Health and Disease Prevention*, editado por Victor R. Preedy, Ronald Ross Watson y Vinood B. Patel (Londres, RU: Academic Press), pp. 285-291, DOI: 10.1016/b978-0-12-375688-6.10034-9.

14 Peter Holmes. (2005). «The Conifer Oils: The Gift of Ancient Times». Snow Lotus. Consultado el 5 de junio de 2019 en www.snowlotus.org/content/conifer-oils.pdf.

15 Holmes, «The Conifer Oils».

16 Scott Gerson. «Aroma Therapy Study». Gerson Institute of Ayurvedic Medicine. Consultado el 3 de mayo de 2019 en http://ayurveda.md/research/aroma-therapy-study.

17 Greener Life Club. (24 de mayo de 2019). «Davana Oil», http://ayurvedicoils.com/tag/chemical-constituents-of-davana-oil.

18 Garden of Eve. «Elemi Essential Oil, Canarium Luzonicum». Consultado el 5 de junio de 2019 en https://www.gardenofeveskincare.com/gdarticle/elemi-canarium-luzonicum.html.

19 *Ibid.*

20 Stillpoint Aromatics. «Fragonia TM Essential Oil». Consultado el 5 de junio de 2019 en https://www.stillpointaromatics.com/fragonia-Agonis-fragrans-0essential-oil-aromatherapy?keyword=fragonia.

21 Salvatore Battaglia. (2018). «Fragonia». Perfect Potion. Consultado el 5 de junio de 2019 en www.perfectpotion.com.au/news/wp-content/uploads/2017/03/A4_EssentialOilOfTheWeek_FRAGONIA.pdf.

22 Rhind, *Aromatherapeutic Blending*, p. 259.

23 Jeanne Rose Aromatherapy Blog. (1 de agosto de 2018). «Galbanum, Resin and More», http://jeanne-blog.com/galbanum-resin-more/.

24 Julia Lawless. (2013). *The Encyclopedia of Essential Oils: The Complete Guide to the Use of Aromatic Oils in Aromatherapy, Herbalism, Health & Well-Being*. San Francisco, EUA: Conari Press, pp. 255-259.

25 Gabriel Mojay. (2000). *Aromatherapy for Healing the Spirit: Restoring Emotional and Mental Balance with Essential Oils*. Rochester (Vermont), EUA: Healing Arts Press, pág. 133.

26 Katherine A. Hammer y Christine F. Carson. (2010). «Antibacterial and Antifungal Activities of Essential Oils», en *Lipids and Essential Oils as Antimicrobial Agents*, editado por Halldor Thormar (West Sussex, RU: Wiley), pp. 255-306. DOI: 10.1002/9780470976623.ch11.

27 Essential Oil Corsica. «Questions & Answers». Helichrysum Italicum. Consultado el 6 de junio de 2019 en https://helichrysum-italicum.com/q--a-24-w.asp.

28 Davis, *Subtle Aromatherapy*.

29 Tisserand y Young, *Essential Oil Safety*, p. 323.

30 Lawless, *Encyclopedia of Essential Oils*, pp. 118-119.

31 Shirley Price y Len Price. (2011). *Aromatherapy for Health Professionals,* 4.ª ed. Londres, RU: Churchill Livingstone.

32 Stillpoint Aromatics. «Frankincense Sacra Essential Oil». Consultado el 5 de junio de 2019 en https://www.stillpointaromatics.com/frankincense-sacra-Boswellia-sacra-essential-oil-aromatherapy?keyword=frankincense.

33 Stillpoint Aromatics. «Stillpoint's Trauma Remedy Flower Essence (STR)». Consultado el 5 de junio de 2019 en https://www.stillpointaromatics.com/stillpoint-rescue-trauma-remedy-solution?keyword=trauma%20remedy.

34 Bach Centre. «Rock Rose». Consultado el 5 de junio de 2019 en https://www.bachcentre.com/centre/38/rockrose.htm.

35 Mercedes Verdeguer, M. Amparo Blázquez y Herminio Boira. (2012). «Chemical Composition and Herbicidal Activity of the Essential Oil from a *Cistus ladanifer* L. Population from Spain». *Natural Product Research*, *26* (17), 1602-1609. DOI: 10.1080/14786419.2011.592835.

36 Tapanee Hongratanaworakit. (Enero de 2010). «Stimulating Effect of Aromatherapy Massage with Jasmine Oil». *Natural Product Communications*, 5 (1), 157-162. DOI: 10.1177/1934578x1000500136.

37 International Fragrance Association. «Index of IFRA Standards: Jasmine Absolute». Consultado el 5 de junio de 2019 en https://ifrafragrance.org/.

38 Lawless, *Encyclopedia of Essential Oils*, 25.

39 Gerhard Buchbauer, Leopold Jirovetz, Walter H. E. Jager, Helga Dietrich y Cynthia Plank. (Noviembre de 1991). «Aromatherapy: Evidence for Sedative Effects of the Essential Oil of Lavender After Inhalation». *Zeitschrift für Naturforschung*, 46 (11-12), 1067-1072.

40 Price y Price, *Aromatherapy for Health Professionals*, p. 12.

41 International Fragrance Association. «Standards Library». Consultado el 29 de abril de 2019 en https://ifrafragrance.org.

42 International Fragrance Association. «Citrus Oils», https://ifrafragrance.org.
43 Leslie Moldenauer. «Essential Oils in Water Archives». Lifeholistically. Consultado el 3 de mayo de 2019 en http://lifeholistically.com/tag/essential-oils-in-water/.
44 Migiwa Komiya, Takashi Takeuchi y Etsumori Harada. (Septiembre de 2006). «Lemon Oil Vapor Causes an Anti-stress Effect via Modulating the 5-HT and DA Activities in Mice». *Behavioural Brain Research*, 172 (2), 240-249. DOI: 10.1016/j.bbr.2006.05.006.
45 Mahmoud A. Saleh, Shavon Clark, Brooke Woodard y Suziat Ayomide Deolu-Sobogun. (Primavera de 2010). «Antioxidant and Free Radical Scavenging Activities of Essential Oils». *Ethnicity and Disease*, 20, S1-78–S1-82, https://www.ethndis.org/priorsuparchives/ethn-20-01s1-s78.pdf.
46 Donald G. Barceloux. (2008). «Camphor (*Cinnamomum camphora T.* Nees&Eberm.)», en *Medical Toxicology of Natural Substances: Foods, Fungi, Medical Herbs, Plants, and Venomous Animals* (Hoboken [Nueva Jersey], EUA: Wiley), pp. 407-413.
47 Yoshinori Kobayashi, Hiroaki Takemoto, Ziqi Fua, Emiko Shimizu y Yukitaka Kinjo. (Agosto de 2016). «Enhancement of Pentobarbital-Induced Sleep by the Vaporized Essential Oil of *Citrus keraji* var. *kabuchii* and Its Characteristic Component, γ-Terpinene». *Natural Product Communications*, 11 (8), 1175-1178. DOI: 10.1177/1934578x1601100836.
48 Holmes, *Aromatica*, págs. 304-310.
49 *Ibid.*
50 Mojay, *Healing the Spirit*, págs. 94-95.
51 Fatemeh Bina y Roja Rahimi. (2017). «Sweet Marjoram: A Review of Ethnopharmacology, Phytochemistry, and Biological Activities». *Journal of Evidence-Based Complementary & Alternative Medicine*, 22 (1), 175-185. DOI: 10.1177/2156587216650793.
52 V. M. Linck, A. L. da Silva, M. Figueiró, E. B. Caramão, P. R. H. Moreno y E. Elisabetsky. (2010). «Effects of Inhaled Linalool in Anxiety, Social Interaction and Aggressive Behavior in Mice». *Phytomedicine*, 17 (8-9), 679-683. DOI: 10.1016/j.phymed.2009.10.002.
53 Irinéia Baretta, Regiane Américo Felizardo, Vanessa Fávero Bimbato, Maísa Gonçalves Jorge dos Santos, Candida Aparecida Leite Kassuya, Arquimedes Gasparotto Jr., Cássia Reginada Silva, Sara Marchesande Oliveira, Juliano Ferreira y Roberto Andreatini. (Marzo de 2012). «Anxiolytic-like Effects of Acute and Chronic Treatment with *Achillea millefolium* L. Extract.» *Journal of Ethnopharmacology*, *40* (1), 46-54, https://www.sciencedirect.com/science/article/pii/S0378874111008567.
54 Davis, *Subtle Aromatherapy*, p. 214.

55 Tisserand y Young, *Essential Oil Safety*, p. 357.
56 Mahdi Jaafarzadeh, Soroor Arman y Fatemeh Farahbakhsh Pour. (Enero-marzo de 2013). «Effect of Aromatherapy with Orange Essential Oil on Salivary Cortisol and Pulse Rate in Children During Dental Treatment: A Randomized Controlled Clinical Trial». *Advanced Biomedical Research*, 2 (1), 1-7. DOI: 10.4103/2277-9175.107968.
57 Mojay, *Healing the Spirit*, pp. 118-19.
58 Davis, *Subtle Aromatherapy*, p. 109.
59 Pariya Khodabakhsh, Hamed Shafaroodi y Jinous Asgarpanah. (Marzo de 2015). «Analgesic and Anti-inflammatory Activities of *Citrus aurantium* L. Blossoms Essential Oil (neroli): Involvement of the Nitric Oxide/Cyclic-Guanosine Monophosphate Pathway». *Journal of Natural Medicines*, 69 (3), 324-331. DOI: 10.1007/s11418-015-0896-6.
60 Floracopeia. «Ecuador Palo Santo Project». Consultado el 5 de junio de 2019 en https://www.floracopeia.com/ecuador-palo-santo-project.
61 Tisserand y Young, *Essential Oil Safety*, p. 379.
62 Flor M. Fon-Fay, Jorge A. Pino, Ivones Hernández, Idania Rodeiro y Miguel D. Fernández. (Enero de 2019). «Chemical Composition and Antioxidant Activity of *Bursera graveolens* (Kunth) Trianaet et Planch Essential Oil from Manabi, Ecuador». *Journal of Essential Oil Research*, 31 (3), 211-216. DOI: 10.1080/10412905.2018.1564381.
63 Davis, *Subtle Aromatherapy*.
64 Jennifer Peace Rhind. (2013). *Fragrance and Wellbeing: Plant Aromatics and Their Influence on the Psyche*. Londres, RU: Singing Dragon, pág. 223.
65 Ming-Chiu Ou, Yu-Fei Lee, Chih-Ching Li y Shyi-Kuen Wu. (2014). «The Effectiveness of Essential Oils for Patients with Neck Pain: A Randomized Controlled Study». *Journal of Alternative and Complementary Medicine*, 20 (10), 771-779. DOI: 10.1089/acm.2013.0453.
66 Malik Hassan Mehmood y Anwarul Hassan Gilani. (2010). «Pharmacological Basis for the Medicinal Use of Black Pepper and Piperine in Gastrointestinal Disorders». *Journal of Medicinal Food, 13* (5), 1086-96. DOI: 10.1089/jmf.2010.1065.
67 Ou *et al.* «Effectiveness of Essential Oils», págs. 771-79.
68 Jed E. Rose y Frederique M. Behm. (1994). «Inhalation of Vapor from Black Pepper Extract Reduces Smoking Withdrawal Symptoms». *Drug and Alcohol Dependence*, 34 (3), 225-229. DOI: 10.1016/0376-8716(94)90160-0.
69 Daniele G. Machado, Manuella P. Kaster, Ricardo W. Binfaré, Munique Dias, Adair R. S. Santos, Moacir G. Pizzolatti, Inês M. C. Brighente y Ana Lúcia S. Rodrigues. (Marzo de 2007). «Antidepressant-like Effect of the Extract from Leaves of *Schinusmolle* L. in Mice: Evidence for the Involvement of the

Monoaminergic System». *Progress in Neuro-Psychopharmacology and Biological Psychiatry*, 31 (2), 421-428. DOI: 10.1016/j.pnpbp.2006.11.004.
70 Wellness Resources. «D-Limonene: Help for Digestion, Metabolism, Detoxification, Mood». Consultado el 6 de junio de 2019 en https://www.wellnessresources.com/news/d-limonene-help-for-digestion-metabolism-detoxification-anxiety-breast-canc.
71 International Fragrance Association. (10 de junio de 2015). «Citrus Oils and Other Furocoumarins Containing Essential Oils», https://ifrafragrance.org/.
72 Akira Niijima y Katsuya Nagai. (Noviembre de 2003). «Effect of Olfactory Stimulation with Flavor of Grapefruit Oil and Lemon Oil on the Activity of Sympathctic Branch in the White Adipose Tissue of the Epididymis». *Experimental Biology and Medicine*, 228 (10), 1190-1192. DOI: 10.1177/153537020322801014.
73 Essential Oil Exchange. (20 de septiembre de 2012). «Angelica Oil Has Centuries of Historical Use». https://blog.essentialoilexchange.com/angelica-oil-has-centuries-of-historical-use/.
74 International Fragrance Association. «Angelica Root», https://ifrafragrance.org/.
75 Stillpoint Aromatics. «Rhododendron Essential Oil». Consultado el 5 de junio de 2019 en https://www.stillpointaromatics.com/rhododendron-essential-oil-aromatherapy?keyword=rhododendron.
76 J. D. Roy, A. K. Handique, C. C. Barua, A. Talukdar, F. A. Ahmed y I. C. Barua. (Abril de 2014). «Evaluation of Phytoconstituents and Assessment of Adaptogenic Activity in Vivo in Various Extracts of *Rhododendron arboreum* (Leaves)». *Indian Journal of Pharmaceutical and Biological Research*, *2* (2), 49-56. DOI: 10.30750/ijpbr.2.2.9.
77 Tisserand y Young, *Essential Oil Safety*, p. 405.
78 New Directions Aromatic Blog. (31 de enero de 2018). «All about Vetiver Essential Oil», https://www.newdirectionsaromatics.com/blog/products/all-about-vetiver-oil.html.
79 Salvatore Battaglia. (2018). «Clary Sage». Perfect Potion. Consultado el 5 de junio de 2019 en www.salvatorebattaglia.com.au/wp-content/uploads/2018/08/A4_EssentialOilMonograph_ClarySage_010718.pdf.
80 Mountain Rose Herbs. «Sandalwood, Australian Essential Oil». Consultado el 6 de junio de 2019 en https://www.mountainroseherbs.com/products/sandalwood-australian-essential-oil/profile.
81 Mojay, *Healing the Spirit*, pp. 116-17.
82 Peter Holmes. (2016). *Aromatica: A Clinical Guide to Essential Oil Therapeutics. Principles and Profiles*. Londres, RU: Singing Dragon, págs. 149-155.

83 Holmes, *Aromatica*, pp. 353-61.
84 Holmes, *Aromatica*, p. 364.
85 Tisserand y Young, *Essential Oil Safety*, p. 477.

Capítulo 6

1 Mojay, *Healing the Spirit*, p. 133.
2 In-Hee Kim, Chan Kim, Kayeon Seong, Myung-Haeng Hur, Heon Man Lim y Myeong Soo Lee. (2012). «Essential Oil Inhalation on Blood Pressure and Salivary Cortisol Levels in Prehypertensive and Hypertensive Subjects». *Evidence-Based Complementary and Alternative Medicine*, 2012, 1-9. DOI: 10.1155/2012/984203.
3 Schnaubelt, *Medical Aromatherapy*, p. 187.
4 Seyedemaryam Lotfipur-Rafsanjani, Ali Ravari, Zohreh Ghorashi, Saiedeh Haji-Maghsoudi, Jafar Akbarinasab y Reza Bekhradi. (2018). «Effects of Geranium Aromatherapy Massage on Premenstrual Syndrome: A Clinical Trial». *International Journal of Preventive Medicine*, 9 (1), 98. DOI: 10.4103/ijpvm.ijpvm_40_16.
5 Rhind, *Aromatherapeutic Blending*, p. 259.
6 Niijima y Nagai, «Olfactory Stimulation», pp. 1190-1192.
7 Rafie Hamidpour, Soheila Hamidpour, Mohsen Hamidpour y Mina Shahlari. (Octubre-diciembre de 2013). «Frankincense (乳香 Rŭ Xiāng; *Boswellia* Species): From the Selection of Traditional Applications to the Novel Phytotherapy for the Prevention and Treatment of Serious Diseases». *Journal of Traditional and Complementary Medicine*, 3 (4), 221-226. DOI: 10.4103/2225-4110.119723.
8 Bahar Gholipour. (29 de julio de 2016). «A Parent's Touch Actually Transforms A Baby's Brain». *Huffington Post*, https://www.huffpost.com/entry/parents-touch-child-brain_n_579ae4c0e4b08a8e8b5d83cd.
9 «One Percent of Americans Visit Doctors Each Year to Manage Health Problems Caused by Medication». PsycEXTRA Dataset, 2005. DOI: 10.1037/e556202006-020.
10 Stillpoint Aromatics. «Emotional Well Being Kit». Consultado el 6 de junio de 2019 en https://www.stillpointaromatics.com/emotional-well-being-kit-fragonia-rhododendron-white-ginger-lily-bergamot-essential-oils.
11 Janmejai K. Srivastava, Eswar Shankar y Sanjay Gupta. (2010). «Chamomile: A Herbal Medicine of the Past with a Bright Future (Review)». *Molecular Medicine Reports*, 3 (6), 895-901. DOI: 10.3892/mmr.2010.377.
12 Shan Dong y Tim J. C. Jacob. (2016). «Combined Non-adaptive Light and Smell Stimuli Lowered Blood Pressure, Reduced Heart Rate and Reduced

Negative Affect». *Physiology & Behavior*, 156, 94-105. DOI: 10.1016/j.physbeh.2016.01.013.
13 Mayo Clinic. (25 de octubre de 2017). «Seasonal Affective Disorder (SAD)», https://www.mayoclinic.org/diseases-conditions/seasonal-affective-disorder/symptoms-causes/syc-20364651.
14 Teruhisa Komori, Ryoichi Fujiwara, Masahiro Tanida, Junichi Nomura y Mitchel M. Yokoyama. (Mayo de 1995). «Effects of Citrus Fragrance on Immune Function and Depressive States». *Neuroimmunomodulation*, 2 (3), 174-180. DOI: 10.1159/000096889.
15 Tisserand, «Citrus Oils and Breast Health».
16 Michelle Fondin. «The Root Chakra: Muladhara». Chopra Center. Consultado el 5 de junio de 2019 en chopra.com/articles/the-root-chakra-muladhara.
17 Michelle Fondin. «Awaken Your Creativity Chakra: Svadhisthana». Chopra Center. Consultado el 5 de junio de 2019 en chopra.com/articles/awaken-your-creativity-chakra-svadhisthana.
18 Michelle Fondin. (15 de enero de 2015). «Find Power and Warrior Energy in Your Third Chakra». Chopra Center, chopra.com/articles/find-power-and-warrior-energy-in-your-third-chakra.
19 Michelle Fondin. «Open Yourself to Love with the Fourth Chakra». Chopra Center. Consultado el 5 de junio de 2019 en chopra.com/articles/open-yourself-to-love-with-the-fourth-chakra.
20 Michelle Fondin. «Speak Your Inner Truth with the Fifth Chakra». Chopra Center. Consultado el 5 de junio de 2019 en chopra.com/articles/speak-your-inner-truth-with-the-fifth-chakra.
21 Michelle Fondin. (26 de mayo de 2015). «Trust Your Intuition with the Sixth Chakra». Chopra Center, chopra.com/articles/trust-your-intuition-with-the-sixth-chakra.
22 Michelle Fondin. «Connect to the Divine with the Seventh Chakra». Chopra Center. Consultado el 5 de junio de 2019 en chopra.com/articles/connect-to-the-divine-with-the-seventh-chakra.

Recursos

Libros

Murray, Michael T. y Joseph E. Pizzorno. (2012). *The Encyclopedia of Natural Medicine*. 3.ª edición. Nueva York, EUA: Atria Books.
Este éxito de ventas es la herramienta de medicina alternativa y complementaria más importante de la que dispongo. Expone más de ochenta dolencias y ofrece muchas soluciones para el bienestar emocional. Una obra imprescindible.

Parker, Susan. (2015). *Power of the Seed: Your Guide to Oils for Health and Beauty*. Port Townsend (Washington), EUA: Process Media.
Este libro muy completo sobre los aceites portadores es un recurso adicional para que aprendas más sobre los aceites portadores de calidad destinados a tus mezclas aromáticas.

Price, Shirley y Len Price. (2011). *Aromatherapy for Health Professionals*. 4.ª ed. Londres, EUA: Churchill Livingstone.
Hace años que este libro está en mi estantería como obra de referencia. Búscalo si quieres información completa y de base clínica sobre aromaterapia.

Rhind, Jennifer Peace. (2015). *Aromatherapeutic Blending: Essential Oils in Synergy*. Londres (RU) y Filadelfia (EUA): Singing Dragon.
Aromatherapeutic Blending trata con mucho detalle el tema de la sinergia entre los aceites esenciales y cómo podemos aprovecharla a la hora de hacer nuestras mezclas en casa. Se presentan muchos aceites esenciales y estudios de investigación. También se proporcionan recursos por si el lector quiere más información.

Sitios web

Active Meditation. «Daily Meditations: M ini Meditation Exercises under 20 minutes to help with everyday mindfulness, anxiety, stress and depression relief». www.activemeditation.org/daily-meditations.

AromaWeb. «Essential Oils and Aromatherapy Resources». www.aromaweb.com.

Gaiam. «Meditation 101: Techniques, Benefits, and a Beginner's How-to». www.gaiam.com/blogs/discover/meditation-101-techniques-benefits-and-a-beginner-s-how-to.

Mindful. «Healthy Mind, Healthy Life». www.mindful.org.
Tapping Solution Foundation. «Promoting the Healing Effects of EFT Tapping to People of All Ages around the World». www.tappingsolutionfoundation.org.
Tisserand Institute. «The Complete Skin Series by Robert Tisserand». tisserand-institute.org/online-courses-3/complete-skin-series/.

Proveedores de aceites esenciales

Aromatics International. www.aromatics.com.
Eden Botanicals. www.edenbotanicals.com.
Stillpoint Aromatics. www.stillpointaromatics.com.

Agradecimientos

Para empezar querría darles las gracias a mi madre, mi padrastro y mi hermana por creer siempre en mí, incluso cuando me costaba creer en mí misma. Sois mi inspiración y me habéis demostrado que todo es posible. Nunca podría llegar a expresar con palabras lo mucho que os amo.

Quiero dar un gran *gracias* a los queridos amigos y amigas que me han ayudado en cada etapa del camino: Ashley Glassman, Sam Brown, Heather Morris, Brook Reed, Dina VanDecker-Tibbs, Jennifer Jeffries, Haly JensenHof, Elizabeth Russell y muchos otros. Los verdaderos amigos valen su peso en oro. Me alegro de haberos encontrado a todos y estoy muy agradecida por nuestra amistad.

A cada una de las personas que me han ayudado a lo largo de mi viaje vital y profesional, incluidas las de Callisto Media que han hecho que este sueño se haya convertido en una bella realidad: aunque no haya podido incluir todos vuestros nombres aquí, quiero que sepáis que vuestro apoyo y las lecciones de vida que me habéis enseñado lo significan todo para mí.

Doy las gracias a mis hijos, Aiden y Owen, que han soportado interminables comidas para llevar, horarios alterados y más tareas de las que desearían. Quiero dar las gracias a Aiden especialmente; ha crecido muy rápido y se pasó horas ayudándome a investigar y dándome su opinión. Su participación ha sido decisiva para este trabajo nacido del amor. Aiden y Owen, os quiero hasta el infinito y más allá.

Por último, pero de ninguna manera menos importante, gracias a ti, mi increíble lector o lectora, por emprender esta tarea de sanación emocional. Este es solo uno de los muchos pasos en tu camino hacia el bienestar.

Índice de mezclas

I - L

M

P - S

Índice de dolencias

E

I-L-M

P

S

T

Índice temático

C

M

N

O

P

T

U

V

Y

Sobre la autora

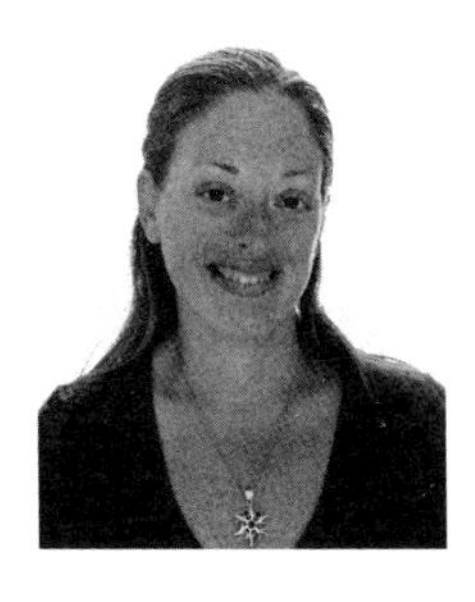

LESLIE MOLDENAUER es la propietaria de Lifeholistically LLC, un recurso educativo en línea serio y riguroso que ofrece información relativa a la seguridad en cuanto al uso de los aceites esenciales y que abarca todo lo que la vida natural tiene por ofrecer. Leslie cuenta con una larga experiencia como aromaterapeuta (lleva más de una década trabajando con los aceites esenciales) y su práctica está firmemente arraigada en las investigaciones y la ciencia. Obtuvo su título de Asociada en Ciencias Aplicadas en Medicina Alternativa Complementaria con Especialización en Aromaterapia en el American College of Healthcare Sciences ('colegio estadounidense de ciencias de la salud'). También ha recibido una amplia formación como profesional certificada en aromaterapia y consultora nutricional holística, a lo que hay que sumar su trabajo con la fitoterapia, la medicina energética, la meditación, el yoga y la gestión del estrés.